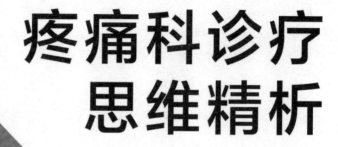

疼痛科诊疗
思维精析

黄乐天　熊志宏　刘　兵　主编

江西科学技术出版社

图书在版编目（CIP）数据

疼痛科诊疗思维精析 / 黄乐天, 熊志宏, 刘兵主编
. —南昌：江西科学技术出版社, 2019.1（2023.7重印）
ISBN 978-7-5390-6673-8

Ⅰ. ①疼… Ⅱ. ①黄… ②熊… ③刘… Ⅲ. ①疼痛 –
诊疗 Ⅳ. ①R441.1

中国版本图书馆CIP数据核字（2018）第293203号

国际互联网（Internet）地址：
http://www.jxkjcbs.com
选题序号：**ZK2018556**
图书代码：**B18282–102**

疼痛科诊疗思维精析	黄乐天　　熊志宏　　刘　兵　主编

出版 发行	江西科学技术出版社
社址	南昌市蓼洲街2号附1号
	邮编：330009　电话：（0791）86623491　86639342（传真）
印刷	永清县晔盛亚胶印有限公司
经销	全国各地新华书店
开本	787 mm × 1092 mm　1/16
字数	211千字
印张	11
版次	2019年1月第1版　2023年7月第2次印刷
书号	ISBN 978-7-5390-6673-8
定价	58.00元

赣版权登字–03–2018–472

前　言

　　疼痛是组织损伤或潜在组织损伤所引起的一种不愉快的感觉和情感体验。随着时间经验的累积、治疗领域的开拓以及新技术的应用,疼痛科在临床的诊疗手段也在不断进步,为提高疼痛科医务人员在临床上的应变能力,进一步改善先进、成熟和实用的疼痛诊疗技术,故编写《疼痛科诊疗思维精析》一书。

　　本书从常见疾病疼痛的诊疗思维出发,详细叙述了疼痛的常用治疗方法及治疗新进展,同时在与临床实际相结合的基础上,对内脏疾病疼痛、腹部疾病疼痛、胸腔内脏疾病疼痛、神经病理性疾病疼痛、癌性内脏疾病疼痛、盆腔疾病疼痛、血管性疾病疼痛、风湿免疫性及退变性疾病疼痛、精神源性疾病疼痛等内容进行介绍。全书内容丰富,实用性强,适合医学院校学生及临床医务人员阅读参考。

　　由于编写经验不足,加之编写时间有限,书中恐有不当之处,祈望读者不吝赐教,以便再版时予以完善。

目　录

第一章　腹部疾病疼痛

第一节　腹部急性疼痛

急性腹痛是人体常见的疼痛症状,许多内科、外科、妇产科和儿科疾病均可引起急性腹痛。一般可分为两大类:①腹内脏器病变所致,即急腹症,常见由脏器穿孔、破裂、梗阻、套叠、扭转、绞窄等所致。②腹外脏器或全身性病变所致,其病因及临床表现错综复杂,故诊断时应详细了解引起急性腹痛诱因、部位、性质和程度以及伴随的症状,体格检查仔细认真,合理的选用一些辅助检查,如血常规、尿常规、肝功能、心电图、B超、CT等,有时甚至通过剖腹探查后方能确诊。

一、急性阑尾炎

急性阑尾炎是腹部外科常见病,是最多见的急腹症。从出生的新生儿到80～90岁的高龄老年人均可发病,但以青少年为多见,尤其是20～30岁年龄组为高峰,约占总数的40%。男性发病率较女性为高。

(一)病因及发病机制

1.阑尾管腔阻塞　是最常见的原因。梗阻的部位大多在阑尾的根部,当然也可在阑尾的中段和远段,原因如下:①淋巴滤泡的增生;②粪石阻塞;③其他异物,如食物残渣、寄生虫的虫体和虫卵等;④阑尾本身发生扭曲、折叠;⑤盲肠和阑尾壁的病变。

2.细菌感染　阑尾腔内存在大量细菌,包括需氧菌及厌氧菌两大类,由于阑尾管腔阻塞,细菌繁殖,分泌内毒素和外毒素,损伤黏膜上皮并使黏膜形成溃疡,细菌穿过溃疡的黏膜进入阑尾肌层。阑尾壁间质压力升高,妨碍动脉血流,造成阑尾缺血,最终造成梗死和坏疽。

(二)临床特点

1.腹痛　多起于脐周和上腹部,开始疼痛不甚严重,位置不固定,呈阵发性,这是阑尾阻塞后,管腔扩张和管壁肌收缩引起的内脏神经反射性疼痛。数小时后,腹痛转移并固定在右下腹部,疼痛呈持续性加重,这是阑尾炎症侵及浆膜,壁层腹膜受到刺激引起的体神经定位疼痛。70%～80%急性阑尾炎具有这种典型的转移性腹痛的特点,但也有一部分病例发病开始即出现有下腹痛。不同位置的阑尾炎,其腹痛部位也有区别,如盲肠后位阑尾炎痛在侧腰部,盆腔位阑尾炎痛在耻骨上区,肝下区阑尾炎可引起右上腹痛,极少数左侧腹部阑尾炎呈左下腹痛。

2.胃肠道症状　恶心、呕吐最为常见,早期呕吐多为反射性,常发生在腹痛的高峰期,晚期呕吐则与腹膜炎有关。约1/3的病人有便秘或腹泻的症状,腹痛早期大便次数增多,可能是肠蠕动增强的结果。盆腔位阑尾炎时,炎症刺激直肠和膀胱,引起排便里急后重和排尿痛。并发腹膜炎、肠麻痹则出现腹胀和持续性呕吐。

3.全身症状　初期有乏力、头痛。炎症加重时可有发热等全身中毒症状,体温多在37.5～39℃。化脓性、坏疽性阑尾炎或腹膜炎时出现畏寒、高热,体温可达39～40℃或以上。

4.强迫体位　病人来诊时常见弯腰行走,且往往以双手按在右下腹部。在床上平卧时,其右髋关节常呈屈曲位。

5.右下腹压痛　是急性阑尾炎的重要体征,压痛点通常在麦氏点,可随阑尾位置变异而改变,但压痛点始终在一个固定的位置上。病变早期腹痛尚未转移至右下腹时,压痛已固定于右下腹部。当炎症扩散到阑尾以外时,压痛范围也随之扩大,但仍以阑尾部位压痛最为明显。

6.腹膜刺激征　有腹肌紧张、反跳痛和肠鸣音减弱或消失等,这是壁层腹膜受到炎性刺激的一种防御反应,常提示阑尾炎已发展到化脓、坏疽或穿孔的阶段。但小儿、老人、孕妇、肥胖、虚弱病人或盲肠后位阑尾炎时,腹膜刺激征象可不明显。

（三）诊断及鉴别诊断

有许多急腹症的症状和体征与急性阑尾炎相似,需与其鉴别。尤其当阑尾穿孔发生弥漫性腹膜炎时,鉴别则更难,有时需在剖腹探查术中才能鉴别清楚。常见疾病如下:

1.胃、十二指肠溃疡穿孔　病人多有溃疡病史,表现为突然发作的剧烈腹痛。体征除右下腹压痛外,上腹仍有疼痛和压痛,腹壁板状强直等腹膜刺激症状也较明显。胸腹部 X 线检查,如发现膈下有游离气体,则有助于鉴别诊断。

2.右侧输尿管结石　多呈突然发生的右下腹阵发性剧烈绞痛,疼痛向会阴部、外生殖器放射。右下腹无明显压痛或仅有沿右侧输尿管径路的轻度深压痛。尿中查到多量红细胞,B超检查或 X 线摄片在输尿管走行部位呈现结石阴影。

3.妇产科疾病　在育龄妇女中特别要注意。异位妊娠破裂表现为突然下腹痛,常有急性失血症状和腹腔内出血的体征,有停经史及阴道不规则出血史,检查时宫颈举痛、附件肿块、阴道后穹窿穿刺有血等。卵巢滤泡或黄体囊肿破裂的临床表现与异位妊娠相似,但病情较轻,多发病于排卵期或月经中期以后。急性输卵管炎和急性盆腔炎,下腹痛逐渐发生,可伴有腰痛,腹部压痛点较低,直肠指检盆腔有对称性压痛,伴发热及白细胞计数升高,常有脓性白带,阴道后穹窿穿刺可获取脓液,涂片检查细菌阳性。卵巢囊肿蒂扭转有明显而剧烈腹痛,腹部或盆腔检查中可扪及有压痛性的肿块。B超检查有助于诊断和鉴别诊断。

4.急性肠系膜淋巴结炎　多见于儿童,往往先有上呼吸道感染史,腹部压痛部位偏内侧,范围不太固定且较广,并可随体位变更。

5.其他　急性胃肠炎时,恶心、呕吐和腹泻等消化道症状较重,无右下腹固定压痛和腹膜刺激征。胆道系统感染性疾病,易与高位阑尾炎相混淆,但有明显绞痛、高热,甚至出现黄疸,常有反复右上腹痛史。右侧肺炎、胸膜炎时可出现反射性右下腹痛,但有呼吸系统的症状和体征。此外,回盲部肿瘤、Crohn病、梅克耳憩室炎或穿孔、小儿肠套叠等,亦需进行临床鉴别。

(四)治疗

1.非手术治疗　主要适应于单纯性阑尾炎、阑尾脓肿、妊娠早期和后期阑尾炎及高龄合并主要脏器病变的阑尾炎。

(1)基础治疗:卧床休息,控制饮食,适当补液和对症处理。

(2)抗菌治疗:可选用广谱抗生素(如氨苄西林)和抗厌氧菌的药物(如甲硝唑)静脉滴注。

2.手术治疗

(1)手术原则:急性阑尾炎诊断明确后,应进行早期外科手术治疗,既安全又可防止并发症的发生。早期手术系指阑尾还处于管腔阻塞或仅有充血水肿时手术切除,此时操作简易。

(2)手术选择:各种不同临床类型急性阑尾炎的手术方法亦不相同。①急性单纯性阑尾炎,行阑尾切除术,切口Ⅰ期缝合。近年对这种类型开展了经腹腔镜行阑尾切除,但须掌握熟练的技术。②急性化脓性或坏疽性阑尾炎,行阑尾切除术。如腹腔内已有脓液,可清除脓液后关闭腹膜,切口置乳胶片做引流。③阑尾周围脓肿,如无局限趋势,行切开引流,视术中具体情况决定是否可切除阑尾。如阑尾已脱落,尽量取出,闭合盲肠壁,以防造成肠瘘;如脓肿已局限在右下腹,病情又平稳时,不要强求做阑尾切除术,给予抗生素并加强全身支持治疗,以促进脓液吸收、脓肿消退。

二、溃疡病急性穿孔

溃疡病急性穿孔是溃疡病的严重并发症之一。在全部的溃疡病患者中,急性穿孔占10%～15%。溃疡穿孔绝大部分为十二指肠溃疡穿孔,与胃溃疡穿孔的比值为15∶1。溃疡病急性穿孔发病急,变化快,如不及时治疗,可因腹膜炎而危及生命。

(一)病因及发病机制

溃疡病穿孔是活动期的溃疡逐渐向深部侵蚀,穿透浆膜的结果。在溃疡病急性穿孔的病人中,约70%有长期的溃疡病史。穿孔前常觉溃疡病症状加重,约10%的病人没有溃疡病史,而突然发生穿孔。穿孔前常有暴食、进刺激性食物、情绪激动或过度疲劳等诱发因素。

(二)临床特点

1.腹痛　突然发生剧烈腹痛是穿孔的最初、最经常和最重要的症状。疼痛最初开始于上腹部或穿孔的部位,常呈刀割或烧灼样痛,一般为持续性,但也有阵发生性加重。疼痛很快扩散至全腹部。可放散到肩部呈刺痛或酸痛感觉。

2.其他症状　穿孔初期,患者常有一定程度休克症状。病情发展至细菌性腹膜炎和肠麻痹,病人可再次出现中毒性休克现象,约有50%病人有恶心、呕吐、腹胀、便秘等症状。

(三)诊断

有溃疡病史的病人,在溃疡病发作期突然感到上腹部剧烈而持续性疼痛,随即累及整个腹部,同时出现轻度休克现象,应考虑是否有穿孔的可能。检查时如发现腹壁压痛、反跳痛、肌紧张、腹膜炎症状,肝浊音区缩小或消失,经X线检查证实腹腔内有游离气体,诊断即可确定。腹腔穿刺抽出脓性液体,可确诊。

(四)治疗

溃疡病急性穿孔根据具体病情,可选用非手术及手术治疗方法。

1.非手术治疗　适应证为单纯溃疡小穿孔,腹腔渗出少,全身情况好。就诊时腹膜炎已有局限趋势,无严重感染及休克者。

2.手术治疗　凡不适应非手术治疗的急性穿孔病例,或经非手术治疗无效者,应及早进行手术治疗。手术方法有两种:①单纯穿孔缝合术:优点是操作简便易行,手术时间短,危险性小。尤其是边远山区农村,即便设备简陋,也可以施行。其缺点是远期效果差,5年内复发率达70%,而需施行第二次彻底手术。②胃大部切除术:优点是一次手术既解决了穿孔问题,又解决了溃疡病的治疗问题。远期效果满意者可达95％以上,但操作较复杂,危险性大。需要一定的手术设备及技术条件。究竟是选择穿孔单纯缝合术还是选择胃大部切除术,视病人的具体情况,当地手术条件和手术者经验等。首先要考虑的是保障病人的生命安全为首要条件。一般认为病人情况好,有幽门梗阻或出血史,穿孔时间在12h以内,腹腔污染较轻,可进行胃大部切除术,否则应做穿孔单纯缝合术。

对十二指肠溃疡穿孔,病人一般情况好,可施行穿孔单纯缝合后再行迷走神经切断加胃空肠吻合术,或缝合穿孔后做高选择性迷走神经切断术。

三、急性肠梗阻

肠内容物不能正常运行、顺利通过肠道,称为肠梗阻,是外科常见的病症。肠梗阻不但可引起肠管本身解剖与功能上的改变,并可导致病人全身性生理上的紊乱,临床病象复杂多变。

(一)病因及发病机制

按肠梗阻发生的基本原因可以分为三类:①机械性肠梗阻最常见,是由于各种原因引起肠腔变狭小,使肠内容通过发生障碍;②动力性肠梗阻是由于神经反射或毒素刺激引起肠壁肌功能紊乱,使肠蠕动丧失或肠管痉挛,以致肠内容物不能正常运行,但无器质性的肠腔狭窄;③血运性肠梗阻由于肠系膜血管栓塞或血栓形成,使肠管血运障碍,继而发生肠麻痹而使肠内容物不能运行。

(二)临床特点

肠梗阻患者腹痛往往突然发作,呈阵发性绞痛,伴肠鸣,间歇时间不定,3~5min发作1次,有的腹内有"气块"窜动。小肠梗阻疼痛多在脐周区,回盲部肠梗阻疼痛多在右下腹,乙状结肠梗阻疼痛多在左下腹。

机械性肠梗阻时,梗阻部以上的肠内容物因不能或难以通过梗阻部,肠蠕动加强,当每一次肠管强力蠕动时,即发生腹痛。在发生蠕动之后,由于肠管肌肉过度疲劳而呈暂时性弛缓状态,此时腹痛也消失,故机械性肠梗阻的疼痛特点是阵发性绞痛。动力性肠梗阻的肠壁肌肉呈瘫痪状态,没有收缩蠕动,因此无阵发性腹痛,只有持续性胀痛不适。血运性肠梗阻由于有肠管缺血和肠系膜嵌顿,可突发中上腹持续性疼痛伴有阵发性加剧。

(三)治疗

1.一般治疗

(1)高浓度吸氧:肠腔内气体大部分来自吞咽的气体,部分来自细菌发酵和血液内的气体弥散。由于大部分气体为氮气,很少能向血液内弥散,因而容易引起肠腔膨胀。根据气体弥散的规律,高浓度吸氧有利肠内氮气排出,可改善肠道内胀气引起的疼痛。

(2)胃肠减压:减轻胃肠道内积留气体、液体,减轻肠腔膨胀,有利于肠壁血液循环的恢复,减少肠壁水肿,使某些原有部分梗阻的肠襻因肠壁肿胀而致的完全性梗阻得以缓解,也可使某些扭曲不重的肠襻得以复位,疼痛缓解。

2.药物治疗

(1)解痉药:在确定无肠绞窄后,可应用阿托品、山莨菪碱等抗胆碱类药物,以解除胃肠道平滑肌痉挛,抑制胃肠道腺体分泌,使患者腹痛得以缓解。但不可随意应用吗啡类镇痛药,如应用哌替啶腹痛可减轻或消失,但无法了解肠管的局部症状发展、演变等,不利于病情观察。

(2)生长抑制药:可减少胃肠液的分泌量,减轻胃肠道的膨胀从而减轻腹痛。

(3)抗生素:抑制肠道细菌发酵产生气体,减轻肠腔积气。预防伤口和肺部感染。

(4)纠正水和电解质失衡:体液和电解质的丢失在急性肠梗阻时相当突出,应尽快使之得到补充。监测尿量及中心静脉压改变(CVP)改变,CVP 不超过 $12cmH_2O$,应认为是安全的,待尿量充分时可适当补充钾盐,绞窄性肠梗阻或单纯性肠梗阻晚期的患者,常有大量血尿和血液丢失,还需补充血浆和全血。

3.手术治疗

(1)单纯解除梗阻的手术:用于较简单的粘连和束带。

(2)肠切除吻合术:绞窄性肠梗阻和肠管已坏死,患者全身情况和局部情况许可时。

(3)肠短路吻合术:用于不能切除广泛而坚实的肠襻粘连,囊性肿瘤等。

(4)肠造口术:用于结肠梗阻,可在梗阻近端做盲肠和横结肠造口术。

(5)肠外置术等:如肠管已坏死,患者全身情况不良,可先将坏死肠段切除,吸尽内容物,将两端外置,第二期手术将两断端吻合。

四、急性化脓性胆管炎

急性化脓性胆管炎,又名急性梗阻性化脓性胆管炎,是急性胆管炎的严重阶段,泛指由阻塞引起的急性化脓性胆道感染,是胆道外科病人死亡的最重要、最直接的原因,多数继发于胆管结石和胆道蛔虫病。本病好发于 40～60 岁的中老年人。

(一)病因及发病机制

1.胆管结石 是引起本病的最常见原因,分为原发性胆管结石和继发性胆管结石。胆管结石引起胆道梗阻,继发细菌感染而发生急性化脓性胆管炎。

2.胆道寄生虫 常见的寄生虫有胆道蛔虫,胆道华支睾吸虫等,其中最常见的是胆道蛔虫病。胃肠功能紊乱、饥饿、驱虫治疗不当或胃酸缺乏的患者,蛔虫容易钻入胆道,引起胆道不完全性梗阻,同时刺激 Oddi 括约肌,引起括约肌痉挛,进一步加重胆道梗阻,临床上出现剧烈的腹痛。

3.其他 胆道及壶腹周围的肿瘤引起胆道梗阻,胆汁排泄不畅,淤积的胆汁继发细菌感染而引起急性化脓性胆管炎;胆管狭窄造成胆汁排泄不畅,容易招致细菌感染引起急性化脓性胆管炎。

(二)临床特点

一般起病急骤,突然发作剑突下和(或)右上腹部持续性疼痛,伴恶心及呕吐,继而出现寒战和发热,半数以上的患者有黄疸。典型的病人均有腹痛、寒战及发热、黄疸 Charcot 三联征,近半数患者出现神志淡漠、烦躁不安、意识障碍、血压下降等征象。

1.腹痛 为本病的首发症状,常有反复发作的病史。疼痛的部位一般在剑突下和(或)右上腹部,为持续性疼痛阵发性加重,可放射至右侧肩背部。疼痛的轻重程度不一,因胆管下端结石和胆道蛔虫引起的腹痛非常剧烈,而肝门以上的胆管结石以及肿瘤所致胆道梗阻继发感染所致者,一般无剧烈腹痛,仅感上腹部或右上腹部胀痛、钝痛或隐痛,通常可以忍受。

2.发热 为最常见的症状,除少数病人因病情危重出现感染中毒性休克,体温可以不升外,一般本病患者均有发热,体温可高达 40℃ 以上。部分病人有寒战征象,此时做血培养,阳性率较高,其细菌种类与胆汁中的细菌相同。

3.黄疸 黄疸出现与否及黄疸的程度,取决于胆道梗阻的部位和梗阻持续的时间。一般来讲胆道梗阻的时间越长,胆道内压力越高,梗阻越完全,黄疸就越深。肝总管以下的胆管梗阻容易出现黄疸。肝内某一支胆管梗阻,反复胆管炎发作可引起该叶肝脏纤维化萎缩,但黄疸可以不明显,甚至不出现。

4.其他 恶心、呕吐是 Charcot 三联征以外的常见的伴发症状。

(三)诊断及鉴别诊断

诊断主要依据过去的反复发作病史和(或)典型的 Charcot 三联征。B 超可显示胆囊大、胆囊或肝内外胆管有结石存在,CT 可进一步明确诊断。1987 年中华医学会外科学会提出诊断标准:胆管炎症状出现休克或下列两项者:①出现精神症状；②脉搏＞120 次/min；③白细胞计数＞$20×10^9$/L；④体温＞39℃；⑤胆汁为脓性，切开胆管时，胆管内压力明显增高；⑥血细菌培养阳性。

对于典型病例一般较易作出诊断，但应与以下疾病相鉴别：

1.消化性溃疡穿孔　患者有溃疡病史，腹肌呈板状强直，肝浊音区缩小或消失，膈下有游离气体等，可确诊。

2.膈下脓肿　B 超检查可发现脓肿的部位和大小，CT 检查能可靠定位，并可看出脓肿与周围脏器的关系。

3.急性胰腺炎　血、尿淀粉酶或血清脂肪酶升高。B 超检查可发现胰腺呈局限性或弥漫性增大可与之鉴别，必要时可行 CT 检查进一步确定病变部位和程度。

4.肝脓肿　B 超、CT 等影像学检查与急性化脓性胆管炎易于鉴别。

5.右下细菌性肺炎　可通过其典型症状、体征及胸部 X 线检查确诊。

（四）治疗

治疗原则是手术解除胆管梗阻，减压胆管和胆道引流。

疾病早期，病人病情不太严重时，可先采用非手术方法。有 75％左右的病人可稳定病情和控制感染。而另 25％病人对非手术治疗无效，并由单纯性胆管炎发展成急性梗阻性化脓性胆管炎，应及时改用手术治疗。非手术治疗包括解痉镇痛和利胆药物的应用，其中 50％硫酸镁溶液常有较好的效果，用量为 30～50ml 一次服用或 10ml，3/d；胃肠减压也常应用。大剂量广谱抗生素的联合应用很重要，虽在胆管梗阻时，胆汁中的抗生素浓度不能达到治疗所需浓度，但它能有效治疗菌血症和败血症。常用的抗生素有庆大霉素、氯霉素、先锋霉素和氨苄西林等，最终还需根据血或胆汁细菌培养以及药物敏感试验，再调整合适的抗生素。如有休克存在，应积极抗休克治疗。如非手术治疗后 12～24h 病情无明显改善，应即进行手术。即使休克不易纠正，也应争取手术引流。对病情一开始就较严重，特别是黄疸较深的病例，应及时手术，但手术死亡率仍高达 25％～30％。手术方法应力求简单有效，主要是胆管切开探查和引流术，应注意的是引流管必须放在胆管梗阻的近侧。如病情条件允许，还可切除炎症的胆囊，待病人度过危险期后，再彻底解决胆管内的病变。

五、急性胰腺炎

急性胰腺炎是多种病因导致胰酶在胰腺内被激活后引起胰腺组织自身消化、水肿、出血甚至坏死的炎症反应。临床以急性上腹痛、恶心、呕吐、发热和血胰酶增高等为特点。病变程度轻重不等。轻者以胰腺水肿为主，临床多见，病情常呈自限性,预后良好,又称为轻症急性胰腺炎(MAP)。少数重者的胰腺出血坏死,常继发感染、腹膜炎和休克等多种并发症,病死率高,称为急性重症胰腺炎(SAP)。

(一)病因及发病机制

本病病因迄今仍不十分明确,主要是因动物模型与临床间差异较大。从现今的资料看,胰腺炎的病因与过多饮酒、胆管内的胆结石等有关。

1.共同通道梗阻　70%～80%的人胆胰管共同开口于十二指肠壶腹部,一旦结石嵌顿在壶腹部,导致壶腹部狭窄和(或)Oddi括约肌痉挛,胆道内压力超过胰管内压力,造成胆汁逆流入胰管,将会导致急性胰腺炎,即"共同通道学说"。目前,除"共同通道"外,尚有其他机制,在此不作赘述。

2.大量饮酒及暴饮暴食　乙醇对胰腺有直接毒性作用及局部刺激,造成急性十二指肠炎、十二指肠乳头水肿、Oddi括约肌痉挛,致胆汁排出受阻,加之暴食引起胰液大量分泌,胰管内压骤增,诱发本病。

3.其他　如血管因素、感染、手术与外伤、高血钙、甲状旁腺功能亢进,某些药物如糖皮质激素、氢氯噻嗪、雌激素等及遗传因素、精神因素等均可诱发本病。

(二)临床特点

急性胰腺炎通常在饱食、高脂餐或饮酒后发生,部分患者无诱因可查,其临床表现和病情轻重取决于病因、病理类型和诊治是否及时。

1.腹痛　为首发症状,突然起病,程度轻重不一,可为钝痛、刀割样痛、钻痛或绞痛,呈持续性,可有阵发性加剧,不能为一般胃肠解痉药缓解,进食可加剧。疼痛部位多在中上腹,可向腰背部呈带状放射,取弯腰抱膝位可减轻疼痛。水肿型腹痛3～5d即缓解。坏死型的病情发展较快,腹部剧痛延续较长,由于渗液扩散,可引起全腹痛。极少数年老体弱患者可无腹痛或轻微腹痛。

2.恶心、呕吐及腹胀　为迷走神经被炎性刺激的表现,多在起病后出现,发作频繁,吐出食物和胆汁,呕吐后腹痛并不减轻。同时有腹胀,甚至出现麻痹性肠梗阻。

3.高热　轻型胰腺炎一般体温在39℃以内,3～5d即可降低。重型胰腺炎,则体温常在39～40℃,常出现谵妄,持续数周不退,并出现毒血症的表现。

4.低血压或休克　重症胰腺炎常发生,患者烦躁不安、皮肤苍白、湿冷等,有极少数的休克可突然发生,甚至发生猝死。主要原因为有效血容量不足,缓解肽类物质致周围血管扩张,并发消化道出血。

5.水、电解质、酸碱平衡及代谢紊乱　多有轻重不等的脱水、低血钾、呕吐频繁可有代谢性碱中毒。重症者尚有明显脱水与代谢性酸中毒、低钙血症、部分伴血糖增高,偶可发生糖尿病酮症酸中毒或高渗性昏迷。

(三)诊断及鉴别诊断

根据典型的临床表现和实验室检查常可作出诊断,轻症的患者有剧烈而持续的上腹部疼痛、恶心、呕吐、轻度发热、上腹部压痛,但无腹肌紧张,同时有血清淀粉酶和(或)尿淀粉酶显著升高,排除其他急腹症者即可以诊断。

急性胰腺炎应与下列疾病鉴别:

1.消化性溃疡急性穿孔　有较典型的溃疡病史,腹痛突然加剧,腹肌紧张,肝浊音消失,X线透视见膈下有游离气体等可鉴别。

2.胆石症和急性胆囊炎　常有胆绞痛史,疼痛位于右上腹,常放射到右肩部,Murphy征阳性,血及尿淀粉酶轻度升高。B超及X线胆道造影可明确诊断。

3.急性肠梗阻　腹痛为阵发性,腹胀,呕吐,肠鸣音亢进,有气过水声,无排气,可见肠型。腹部X线片可见液-气平面。

4.心肌梗死　有冠心病史,突然发病,有时疼痛限于上腹部。心电图显示心肌梗死图像,血清心肌酶升高。血、尿淀粉酶正常。

(四)治疗

大多数急性胰腺炎属于轻症急性胰腺炎,经3～5d积极治疗,多数可治愈,治疗措施如下:①禁食;②胃肠减压;③静脉输液:积极补足血容量,维持水、电解质和酸碱平衡,注意维持热能供应;④止痛:腹痛剧烈者可给予哌替啶;⑤抗生素:因我国急性胰腺炎发生常与胆道疾病有关,临床上习惯应用,如怀疑并感染,则必须使用;⑥抑酸治疗:临床习惯应用 H_2 受体拮抗药或质子泵抑制药静脉给药,认为可通过抑制胃酸而抑制胰液分泌,兼有预防应激性溃疡的作用。

重症胰腺炎必须采取综合性措施,积极抢救治疗,除上述治疗措施,还应有以下治疗:

1.内科治疗

(1)监护:重型病人应住入监护病房,严密观察体温、呼吸、脉搏、血压与尿量。每日进行腹部检查,了解腹部压痛程度和范围、有无腹肌紧张、反跳痛及腹水。每日检查白细胞计数、血和尿淀粉酶值、电解质与血气等,必要时行胸腹部X线、CT或超声检查。

(2)对症支持治疗。①纠正水、电解质平衡失调及抗休克:积极补充体液及电解质(钾、钠、钙离子等),维持有效血循环量,出血坏死型患者常有休克,应给予白蛋白及血浆代用品(如右旋糖酐),输液速度及量应根据中心静脉压加以调整。②镇痛、解痉:常用阿托品或山莨菪碱肌内注射,2～3/d,疼痛剧烈者可同时加用哌替啶 50～100mg,吗啡不宜使用。普鲁卡因 0.5～1g 溶于生理盐水 500～1000ml 静脉滴注,也可使腹痛减轻。③营养支持:重型病人禁食时间长,机体又处于高分解代谢状态,若无足够热量及合理营养素的供应,将导致负氮平衡与低蛋白血症,必须及早行全肠外营养,如无肠梗阻,应尽早进行空肠插管,过渡到肠内营养。

(3)胃肠减压通过禁食及胃肠减压、生长抑素及其类似制剂、H_2 受体拮抗药和质子泵抑制药、胰高血糖素和降钙素、氟尿嘧啶(5-FU)的应用可减少胰酶分泌和抑制胰酶活性。

(4)控制感染。控制感染是降低病人死亡率的重要措施,抗生素的选择应以第 3 代头孢菌素最佳。这类药物的抗菌谱广,对革兰阴性杆菌和革兰阳性球菌均有效,不良反应少。代表药物有头孢噻肟、头孢哌酮、头孢三嗪噻肟和头孢甲羧肟等。

(5)并发症处理。对发生急性呼吸窘迫综合征的患者,每日给予地塞米松 20～40mg加入葡萄糖液静脉滴注外,可做气管切开,并使用呼吸终末正压人工呼吸器。对于腹膜炎患者,多主张采用腹膜透析治疗。患者有高血糖或糖尿病时,用胰岛素治疗。

(6)消除病因和诱因。戒酒及避免暴饮暴食,避免使用可能诱发急性胰腺炎的药物如硫唑嘌呤、肾上腺糖皮质激素等。积极治疗胆道疾病和与急性胰腺炎相关的基础疾病,如发生胆源性胰腺炎时,对已确诊的急性梗阻性胆管炎,在内镜下行 Oddi 括约肌切开术,可收到紧急减压、引流和去除胆管结石从而达到治疗和防止胰腺炎发展的效果。

2.外科治疗 外科手术适应证有:①诊断未明确而疑有腹腔脏器穿孔或肠坏死者。②腹膜炎经抗生素治疗无好转者。③壶腹部有结石嵌顿或胆总管有结石梗阻,应用内镜无法取石或取石失败;腹膜炎经抗生素治疗无好转者。④并发胰腺脓肿或假性囊肿者。

六、急性胆囊炎

急性胆囊炎是一种临床常见病,多继发于胆囊结石,女性多见,发病年龄以 20～40岁居多。

(一)病因及发病机制
(1)胆囊结石或蛔虫阻塞胆囊管。

(2)致病细菌侵入。

(3)化学刺激等因素也常可引起胆囊管梗阻,胆囊内压升高,胆囊黏膜层充血水肿渗出增多,此时为急性单纯性胆囊炎;进一步胆囊全层炎症,产生脓液,便发展为急性化脓性胆囊炎;如果不及时治疗,胆囊壁可能会坏死穿孔,胆汁流入腹腔,导致胆汁性腹膜炎。

(二)临床特点

急性胆囊炎的典型表现是患者进食油腻食物后,右上腹强烈绞痛,阵发性加重,常伴有右肩背部痛、恶心、呕吐、发热、寒战等,严重时还有全身黄疸。检查时,右上腹部有压痛,常可以摸到肿大的胆囊。查血常规发现血液中白细胞明显升高,行胆囊超声检查常会发现胆囊增大,壁增厚,胆囊内结石。

(三)诊断

急性结石性胆囊炎主要依靠临床表现和 B 超检查即可得到确诊。急性非结石性胆囊炎的诊断比较困难,诊断的关键在于创伤或腹部手术后出现上述急性胆囊炎的临床表现时,要想到该病的可能性。对少数由产气杆菌引起的急性气肿性胆囊炎,摄胆囊区平片,可发现胆囊壁和腔内均有气体存在。

(1)WBC$>10\times10^9$/L。

(2)腹部 X 线摄片胆囊区可见阳性结石。

(3)B 超检查示胆囊增大,内有强光团伴声影。

(4)静脉胆道造影胆囊不显影。

(5)CT 或 MR 显示胆囊结石。

(四)治疗

病情较轻的急性胆囊炎主要进行非手术治疗,禁食、输液、抗生素等。病情危重或出现其他并发症时则进行手术治疗。一般的手术方法是直接切除胆囊,但病情危重,患者体质不能耐受复杂手术时,也可暂时不切除胆囊,而行胆囊造口术,防止胆囊坏死穿孔,待到患者情况好转后再行手术切除胆囊。胆囊切除后由于丧失了胆汁储备功能,1 次进食较多油腻性食物将会导致消化不良腹泻,因此患者应注意规律清淡饮食,定期复查。

七、腹部损伤

腹部损伤较多见,其发病率在平时占各种损伤的 0.4%～1.8%。一般可分为开放性和闭合性损伤两大类。其中,闭合性腹部损伤时,由于体表无伤口,确定是否伴有内脏损伤有时很难。因此,从临床诊治的角度来看,闭合性腹部损伤具有更重要的意义。

(一)病因及发病机制

腹部损伤的原因在战争时主要为弹片伤、刀刺伤;平时主要为交通事故、工伤意外和打架斗殴。开放性损伤常由刀刺、枪弹、弹片所引起；闭合性损伤常系坠落、碰撞、冲击、挤压、拳打脚踏等钝性暴力所致。无论开放或闭合性损伤，都可导致腹部内脏损伤。常见受损内脏依次是脾、肾、肝、胃、结肠等。胰、十二指肠、膈、直肠等由于解剖位置较深，故损伤发病率较低。腹部损伤疼痛主要来源于 $T_{7\sim12}$ 发出的肋间神经，对创伤、炎症、化学刺激等引起的疼痛，识别能力强，定位准确。另外，疼痛也可来源于 $T_6\sim L_1$ 神经末梢，脏层腹膜及腹腔内脏器的神经属自主神经末梢，来自迷走神经与 $T_5\sim L_3$ 发出的交感神经，对牵拉、膨胀等刺激较敏感，对创伤引起的疼痛定位不明确。

（二）临床特点

由于致伤原因、受伤的器官及损伤的严重程度不同，以及是否伴有合并伤等情况，腹部损伤的临床表现差异很大。轻微的腹部损伤，临床上可无明显症状和体征，严重的腹部损伤可出现重度休克或处于濒死状态。

1.闭合性损伤 多数患者有腹胀主诉。

（1）有明显外伤史的同时常并发其他部位损伤，如肋骨骨折、骨盆骨折、盆腔损伤、颅脑损伤等，应警惕腹内闭合性损伤的存在。

（2）患者腹痛呈持续性剧烈疼痛，有时可为钝痛，多呈弥漫性。最初发生疼痛的部位多为相关受损脏器，有些内脏损伤易出现反射痛或牵涉痛。

（3）如脾破裂出血，早期可仅表现为上腹部不适。如腹腔内脏器受损伤破裂致消化液外溢常表现为腹膜炎（腹痛、腹部刺激征等）。

2.开放性损伤

（1）有明显的外伤史，腹部有伤口，穿透伤者常可见脱出的组织和渗出液。

（2）腹壁疼痛性质多为锐痛，定位准确。

（3）可能有出血性休克或腹膜炎症候群（压痛、反跳痛、腹肌紧张等）。

（三）诊断

病史和体格检查是诊断腹部损伤的主要依据。无论是开放性还是闭合性腹部损伤，诊断中最关键的问题是确定是否有内脏损伤，其次是什么性质的脏器受到损伤和是否为多发性损伤。如伤情允许，要进行一些必要的辅助检查，如实验室检查、B超、X线、CT、诊断性腹腔穿刺术和腹腔灌洗术等。

（四）治疗

（1）闭合性腹部损伤在未明确诊断及手术前不能用任何镇痛或镇静药物，因其可能掩盖病情。剖腹探查术后，若患者呼吸循环稳定可给予镇痛治疗。

①肌内注射法：可给予盐酸哌替啶 50～100mg 肌内注射，注射后约 10min 起

效,作用时间为 2~4h,不良反应为头痛、头晕、恶心、呕吐、呼吸抑制和药物依赖性等。

②静脉持续镇痛法:常用药物为芬太尼,静脉注射后立即起效,维持时间为 0.5~1h。新型静脉注射镇痛药赖氨匹林(来比林)是阿司匹林与赖氨酸的复盐,注射后 15min 起效,镇痛时间 6h 左右。

③硬膜外镇痛法:首选吗啡,其次为芬太尼、哌替啶等。吗啡常用剂量为 2~5mg,镇痛时间为 12~24h;哌替啶常用剂量为 20~50mg,镇痛时间为 4~6h;芬太尼常用剂量为 0.03~0.1mg,镇痛时间为 4h 左右。

④患者自控镇痛法:包括静脉自控镇痛和硬膜外自控镇痛两种方法。通常硬膜外镇痛或硬膜外穿刺有禁忌时采用静脉镇痛。

(2)开放性损伤的治疗

①镇痛药物:腹壁创伤,可采用阿片类药物如哌替啶,效果良好。但过多应用此类药物易导致患者不能早期活动、呼吸抑制、肠蠕动受抑制、腹胀或肺部并发症等。

②硬膜外腔镇痛:常用吗啡 2~4mg 加氟哌利多 2~3mg,再用生理盐水稀释到 10ml。对腹部手术者可于术毕前注入,也可将导管带回病室,待麻醉作用消退后注入麻醉药物。一般可获得 12~72h 的镇痛效果。

③蛛网膜下腔微量吗啡镇痛:对腰麻下手术可于腰麻时经蛛网膜下腔注入微量吗啡 25~100μg,此法可增强腰麻效果,但术后恶心、呕吐发生率可高达 15%~50%。注射吗啡量多于 500μg 时,就有发生呼吸抑制的可能,尤其对老年患者更应注意。

④胸膜间局部麻醉药镇痛(IRA):其方法为将导管经皮置入壁层和脏层胸膜之间,注入局麻药液。与其他镇痛方法相比,本法具有操作简便,成功率高,镇痛效果好。可反复多次应用,能够明显改善呼吸功能,有利于咳嗽、排痰,预防肺部并发症、不良反应少等优点。IRA 法除了单次或重复间断给药外,还可采用连续输注的方法。因双侧胸膜间镇痛发生严重并发症的机会较单侧多,故该法仅在硬膜外镇痛有禁忌时方可选用。

八、泌尿系结石

尿路结石是最常见的泌尿外科疾病之一,可分为上尿路结石与下尿路结石,上尿路结石以肾结石为主,而下尿路结石则以膀胱结石为主。疼痛是尿路结石较常见的症状,疼痛的性质、强度与结石的部位、大小及活动与否等因素有关。引起剧烈疼痛的大多为输尿管与尿道结石,是在结石的排出过程中,停留至该处所致。

(一)病因及发病机制

尿路结石是在肾与膀胱内形成的,上尿路结石主要为草酸钙结石,而膀胱结石则以磷酸镁铵结石多见。根据上尿路结石形成机制不同,分为代谢性结石和感染性结石。代谢性结石是由于代谢紊乱所致,尿中排出的高浓度的化学成分损害了肾小管,使尿中基质物质增多,盐类析出,形成结石;感染性结石是由于产生脲酶的细菌分解尿液中的尿素产生氨,使尿液碱化,尿中磷酸盐及尿酸铵等处于相对过饱和状态,发生沉积所致。细菌、感染产物及坏死组织亦为形成结石之核心。

结石引起疼痛的机制可能是多样的,肾结石可引起肾实质部分积水而发生炎症,亦可引起肾盂、肾盏部分梗阻,炎症与梗阻均可使肾实质肿胀,包膜受到牵张,从而产生疼痛。输尿管结石可因空腔器官梗阻,引起平滑肌的痉挛,产生绞痛。膀胱出口结石以及尿道结石,可由于尿液排出道受阻塞,产生急性尿潴留,继而引起疼痛。尿路结石引起的疼痛亦可表现为牵涉痛,常放射至会阴,大腿内侧等处。这是由于盆腔脏器梗阻时,刺激传递到脊神经后根或脊髓丘脑束神经元,通过"聚合-易化"或"聚合-投射"作用,使同一节段的神经元兴奋,在相应皮肤支配区出现疼痛。

(二)临床特点

结石引起的疼痛表现是多样的,结石越小疼痛越明显。

1.**肾和输尿管结石**　肾结石引起的疼痛可分为钝痛和绞痛。肾盏结石及肾盂内大结石可无明显疼痛,仅表现为活动后镜下血尿,若结石引起肾盏颈部梗阻,或肾盂结石移动不大时,可引起上腹或腰部钝痛。结石引起肾盂输尿管连接处或输尿管完全性梗阻时,出现肾绞痛,疼痛剧烈难忍,为阵发性。患者呈急性面容,蜷曲在床,双手紧压腹部或腰部,呻吟不已。严重时,面色苍白、大汗、脉细速、甚至血压下降,同时伴有恶心、呕吐。疼痛部位及放射范围根据结石梗阻部位不同而有所不同。疼痛常位于脊肋角、腰部或腹部。肾盂输尿管连接处或上段输尿管梗阻时,疼痛位于腰部或上腹部,并沿输尿管行径放射至下腹部、同侧睾丸或阴唇和大腿内侧。当输尿管中段梗阻时,疼痛放射至中下腹部,右侧极易与急性阑尾炎混淆。结石位于输尿管膀胱壁段或输尿管口处,常伴有膀胱刺激症状及尿道和阴茎头部的放射痛。

2.**膀胱结石**　膀胱结石引起的疼痛常放射至阴茎头部和远端尿道。除伴有膀胱刺激症状外,最典型的特征是排尿时尿流突然中断,小儿患者常用手搓拉阴茎,经跑跳及改变姿势后才能继续排尿。

3.尿道结石　尿道结石的典型表现为急性尿潴留伴会阴部剧痛,后尿道结石有会阴和阴囊部疼痛,阴茎部结石在疼痛部位可摸到肿物。

（三）诊断

一般情况下,临床症状、尿液检查、B超、腹部X线平片即可基本明确泌尿系结石的诊断。

腹部X线平片是诊断泌尿系结石的基本检查方法。可以了解含钙结石的大小、部位、结石物理形状等信息。为了进一步明确诊断阴性尿路结石、鉴别钙化斑和盆腔静脉石及了解肾脏解剖和功能异常,在腹部X线平片的基础上,静脉肾盂造影十分必要。逆行性尿路造影是静脉肾盂造影的补充,主要用于对静脉肾盂造影剂过敏患者,可清楚显示结石梗阻部位和输尿管、肾盂、肾盏、解剖异常。

（四）治疗

1.药物治疗　对于尿路结石的疼痛主要采取的是药物治疗,其原则是解除平滑肌痉挛、缓解疼痛、减少对机体的不利反应。可用于治疗结石所致疼痛的药物主要有以下几类。

(1)M受体阻断药:如阿托品、溴丙胺太林、山莨菪碱等,这类药物可以松弛平滑肌,减轻平滑肌痉挛所引起的疼痛,适用于肾绞痛及急性尿潴留造成的疼痛。

(2)钙离子通道阻滞药:如维拉帕米、硝苯地平等,此类药可抑制Ga^{2+}进入平滑肌细胞内,从而抑制平滑肌收缩,缓解痉挛引起的疼痛。

(3)吲哚美辛类药:如吲哚美辛,通过抑制体内的前列腺素合成而发挥作用。

(4)黄体酮类:代表药为黄体酮。

(5)麻醉性镇痛药:如哌替啶、吗啡等,此类药物多产生生理依赖,仅用于急性肾绞痛患者疼痛难以忍受时,前提是诊断必须明确为尿路结石。

2.中医治疗　强刺激肾俞、京门、三阴交或阿是穴等均有解痉镇痛效果。肾区局部热敷也可减轻疼痛。

3.手术治疗　解除疼痛根本的治疗方法是去除结石。目前常采用腔内泌尿外科治疗,同时辅以体外冲击波碎石。只有少数病例需根据结石的部位、大小等行肾盂、肾实质切开取石术,肾部分切除术或肾脏全切术。

九、卵巢囊肿蒂扭转

卵巢囊肿蒂扭转,是指供应卵巢囊肿的血管发生了扭曲,使卵巢囊肿缺血,甚至坏死破裂,引起剧烈腹痛。为妇科急腹症之一,约10%卵巢囊肿发生蒂扭转。好发于瘤蒂长、中等大小,活动度大,重心偏向一侧的囊性肿瘤,如皮样囊肿。

（一）病因及发病机制

卵巢肿瘤扭转的蒂由骨盆漏斗韧带、卵巢固有韧带和输卵管组成。由于盆腔、腹腔有足够的空间，当突然改变体位或向同一方向连续转动，妊娠期或产褥期子宫位置改变等均易发生扭转。发生急性扭转后，静脉回流受阻，瘤内高度充血或血管破裂，致使瘤体急剧增大，瘤内出血，最后动脉血流受阻，肿瘤发生坏死变为紫黑色，易破裂和继发感染。

（二）临床特点

典型症状是突然发生一侧下腹剧痛，常伴恶心、呕吐甚至休克，系腹膜牵引绞窄引起。妇科检查扪及肿物张力较大，有压痛，以瘤蒂部最明显，并有肌紧张。有时扭转自然复位，腹痛随之缓解。

（三）诊断及鉴别诊断

临床上需要与卵巢囊肿蒂扭转相鉴别的疾病主要有阑尾周围脓肿、宫外孕、子宫内膜异位症、黄体囊肿破裂、盆腔周围脓肿等急腹症。

多普勒超声检查通常为诊断卵巢肿瘤的首选方法，另根据肿物病史，急剧发作的腹痛，盆腔触及包块和宫角蒂部的压痛，辅以 CT 检查，不难作出诊断及鉴别诊断。

（四）治疗

蒂扭转一经确认，应尽快行剖腹手术。手术时应在蒂根下方钳夹，将肿瘤和扭转的瘤蒂一并切除，钳夹前不可回复扭转，以防栓塞脱落。

卵巢囊肿蒂扭转，传统的治疗方法是行患侧附件切除术，不采取患侧附件松解、囊肿剔除是为了避免来自卵巢静脉血栓栓塞的危险。国外有学者报道 27 例妊娠合并卵巢肿瘤蒂扭转患者，22 例接受非手术治疗（附件松解、囊肿剔除）后，无一例发生术后血栓栓塞。国内有学者提出本病可行非手术治疗，指征是良性囊肿直径 4～12cm（平均 8cm）、扭转度数在 360°且无卵巢坏死者。

十、异位妊娠破裂

受精卵于子宫体腔以外着床，称为异位妊娠，习惯称为宫外孕。它是妇产科常见的急腹症之一。异位妊娠包括输卵管妊娠、卵巢妊娠、腹腔妊娠等，其中以输卵管妊娠最常见，占宫外孕的 95% 左右。

（一）病因及发病机制

(1)慢性输卵管炎致使管腔变窄或堵塞，输卵管粘连、扭曲、蠕动减弱，影响受精卵的运行，而在该处着床。

（2）输卵管发育不良或功能异常如输卵管过长，肌层发育差，黏膜纤毛缺乏，调节功能失调等，影响受精卵的正常运行。

（3）各种节育措施引起输卵管炎，输卵管瘘管或再通等，均有导致输卵管妊娠的可能。

（4）受精卵游走移行时间过长，在对侧输卵管着床妊娠。

（5）输卵管周围肿瘤组织压迫，影响输卵管管腔的通畅，使受精卵运行受阻。

（二）临床特点

疼痛是患者就诊的主要症状，常表现为一侧下腹部隐痛或酸胀感。若发生破裂，则一侧下腹部撕裂样痛，并伴恶心、呕吐；若出血局限于病变区，主要表现为下腹部疼痛。当血液积聚于直肠子宫凹陷时，出现肛门坠胀感。若血液流向全腹，疼痛可由下腹扩散至全腹；血液刺激膈肌时，可出现肩胛部放射性疼痛。腹部检查，下腹明显压痛、反跳痛，以患侧为甚，腹肌紧张稍轻。妇检时，未发生流产破裂者，患侧附件增大及轻度压痛；发生流产破裂者，后穹窿触痛，宫颈举痛明显。患者常伴有停经、阴道出血、腹部包块，出血多者可出现晕厥与休克。

（三）诊断

输卵管妊娠未发生流产或破裂者，因临床表现不明显，诊断较困难，常需借助B超、β-HCG检测，腹腔镜检查等以明确诊断。输卵管妊娠流产或破裂者，多数患者临床表现典型，诊断多无困难。可采取阴道后穹窿 β-HCG 测定，B超辅助诊断。

（四）治疗

治疗原则以手术治疗为主，其次是非手术治疗。

（1）手术方式有两种，一是输卵管切除术，适用于内出血并发休克的急症患者，手术同时抗休克治疗。二是保守性手术，可开腹或经腹腔镜，采用显微外科技术，根据受精卵着床部位及输卵管病变情况选择术式。

（2）非手术治疗有中医治疗和化学药物治疗。

第二节　腹部慢性疼痛

慢性腹痛是指起病缓慢、病程长，或急性发病后时好时坏的腹痛。慢性腹痛是一常见症状，引起慢性腹痛的原因多种多样，牵涉到内科、外科、妇科、儿科、神经科和肿瘤等疾病，往往引起诊断上的困难。因此，有时一个腹痛患者需多科合作会诊才可作出诊断。此外，正确的诊断，依赖于全面详细地了解患者病史，了解腹痛的部位、性质伴随的症状，是否牵涉到其他部位，使疼痛缓解与加重的因素、实验室和特殊检查所见,通过以上资料进行综合分析后方可作出诊断。个别患者仍不能作出诊断时则需剖腹探查确诊。

一、慢性胃炎

慢性胃炎系指不同病因引起的胃黏膜的慢性炎症或萎缩性病变。

(一)病因及发病机制

病因尚未完全阐明,一般认为与周围环境的有害因素及易感体质有关,病因持续存在或反复发生即可形成慢性病变。

1.幽门螺杆菌感染 本病最主要的病因。幽门螺杆菌具有鞭毛,能在胃内穿过黏液层移向胃黏膜,其所分泌的黏附素能使其贴紧上皮细胞,其释放尿素酶分解尿素产生 NH_3。幽门螺杆菌还可分泌空泡毒 A(Vac A)等物质而引起细胞损害,其细胞毒素相关基因(cag A)蛋白能引起强烈的炎症反应,菌体胞壁还可作为抗原诱导免疫反应。这些因素的长期存在导致胃黏膜的慢性炎症。

2.饮食和环境因素 流行病学研究显示,饮食中高盐和缺乏新鲜蔬菜水果与胃黏膜萎缩、肠化生以及胃癌的发生密切相关。世界范围的对比研究也显示萎缩和肠化生发生率也存在较大的地区差异。

3.自身免疫 自身免疫性胃炎以富含壁细胞的胃体黏膜萎缩为主。患者血液中存在自身抗体如壁细胞抗体(PCA),伴恶性贫血者还可查到内因子抗体(lFA),本病可伴有其他自身免疫病如桥本甲状腺炎、白癜风等。自身抗体攻击壁细胞,使壁细胞总数减少,导致胃酸分泌减少或丧失;内因子抗体与内因子结合,阻碍维生素 B_{12} 吸收,从而导致恶性贫血。

4.其他因素 幽门括约肌功能不全时,含胆汁和胰液的十二指肠液反流入胃,可削弱胃黏膜屏障功能;其他外源性因素,如酗酒、服用 NSAID 等药物、某些刺激性食物等均可反复损伤胃黏膜。

(二)临床特点

慢性胃炎缺乏特异性症状,症状轻重与胃黏膜病变程度并非一致。多数病人常无症状或有程度不同的消化不良症状如上腹隐痛、食欲减退、餐后饱胀、反酸等。萎缩性胃炎患者可有贫血、消瘦、舌炎、腹泻等,个别病人伴黏膜糜烂者上腹痛较明显,并有出血。

(三)诊断

本病的诊断主要有赖于胃镜检查和直视下胃黏膜活组织检查。

（四）治疗

（1）宜选择易消化无刺激性的食物,忌烟酒、浓茶、进食宜细嚼慢咽。

（2）幽门螺杆菌阳性者可用兰索拉唑 20mg/次,2/d;阿莫西林胶囊 500mg/次,3/d()或克拉霉素 500mg/次,2/d;替硝唑 400mg/次,2/d。此为三联疗法,疗程为 2 周。青霉素试验阳性者可选用其他抗生素如四环素、红霉素、庆大霉素等。

（3）有消化不良症状者可给予胃黏膜保护药,如硫糖铝等治疗;腹胀、恶心呕吐者可给予胃肠动力药,如甲氧氯普胺、多潘立酮或西沙必利;有高酸症状者可给乐得胃或西咪替丁,但萎缩性胃炎者应忌用制酸药;有胆汁反流者可给予硫糖铝及胃肠动力药,作用为中和胆盐,防止反流。

（4）萎缩性胃炎可给予养胃冲剂、维酶素等,伴恶性贫血者应给予维生素 B_{12} 和叶酸。

（5）外科手术适用于萎缩性胃炎伴重度不典型增生或重度肠腺化生。

二、消化性溃疡

消化性溃疡是发生在胃和十二指肠的慢性溃疡,即胃溃疡(GU)和十二指肠溃疡(DU),因溃疡形成与胃酸/胃蛋白酶的消化作用有关而得名。溃疡的黏膜缺损超过黏膜肌层,不同于糜烂。

（一）病因及发病机制

在正常生理情况下,胃、十二指肠黏膜经常接触有强侵蚀力的胃酸和在酸性环境下被激活、能水解蛋白质的胃蛋白酶,此外,还经常受摄入的各种有害物质的侵袭,但却能抵御这些侵袭因素的损害,维持黏膜的完整性,这是因为胃、十二指肠黏膜具有一系列防御和修复机制。一般而言,当某些因素,如幽门螺杆菌和非甾体抗炎药等损害了这一机制才可能发生胃酸/胃蛋白酶侵蚀黏膜而导致溃疡形成。

疼痛的机制可能有如下原因:①胃酸刺激溃疡面;②胃酸作用于溃疡,引起化学性炎症反应,以致溃疡壁和基底部神经末梢的痛阈降低;③病变区张力增强或痉挛;④出现穿孔并发症,胃或肠内容物流入腹腔引起急性腹膜炎。

（二）临床特点

1.疼痛的部位和性质　十二指肠溃疡往往在上腹中部偏右,胃溃疡则在上腹较高处,剑突下或偏左侧。多表现为持续性钝痛、灼痛或饥饿样痛,疼痛多不剧烈,可以忍受,可连续 30 分钟至数小时,疼痛的强度与溃疡大小无关。溃疡出血时,疼痛可减轻。个别溃疡穿透到浆膜层时,可出现持久而剧烈的疼痛。

2.疼痛的节律性　节律性疼痛是溃疡病的一个特征性的临床表现,它与进食有一定的关系。十二指肠溃疡疼痛常发生在胃处于空虚状态时,如餐前和半夜,餐后疼痛消失是酸被食物缓冲的结果。若十二指肠溃疡患者在溃疡发作时失去其既往的疼痛节律性,并出现腹肌紧张、强直呈"板状腹",有压痛和反跳痛,肠鸣音减少或消失,提示患者有并发症穿孔的发生。胃溃疡疼痛多出现于餐后 1h 内,经 1～2h 后逐渐缓解,其节律性不如十二指肠溃疡明显。

3.疼痛的长期性和周期性　这是溃疡病的另一特征性表现,整个病程可延续 6～7 年,甚至几十年。此期间上腹部疼痛周期性发作,每次发作可持续数日到数月,继以数月至数年的缓解期,尔后再次发作。一般每年的春、秋两季是发病高峰期。

(三)治疗

1.药物治疗

(1)制酸药:能减低胃、十二指肠内酸度,缓解疼痛,如碳酸氢钠和碳酸钙等。

(2)抗胆碱能药物:能抑制迷走神经而减少胃酸分泌,解除平滑肌和血管痉挛,改善局部血液循环,如颠茄、阿托品、山莨菪碱。但这类药物延迟胃排空,幽门梗阻时禁用。

(3)H_2 受体拮抗药:可竞争性拮抗组胺刺激胃酸分泌作用,明显抑制基础胃酸及组胺,餐食等刺激的胃酸分泌,几乎完全抑制夜间胃酸分泌,药物有雷尼替丁、西咪替丁、法莫替丁。

(4)质子泵抑制药:即 H^+、K^+-ATP 酶抑制药,能抑制壁细胞泌酸的最后环节 H^+、K^+-ATP 酶的活性,具有强有力的抑酸作用,药物有奥美拉唑、兰索拉唑等。

(5)黏膜保护药:可在溃疡表面形成保护性屏障,如硫糖铝等。

2.急性穿孔　需手术治疗,遵医嘱给予术前镇痛药,如阿托品和哌替啶。

三、胃癌

胃癌约占胃恶性肿瘤的 95％以上,在癌症死亡率中排列第二位。胃癌可以在胃的任何部位产生,多见于胃窦部,发展过程可能经过很多年。胃癌可发生于任何年龄,但以 40～60 岁多见,男多于女约为 2:1。早期胃癌多无症状或仅有轻微症状,当临床症状明显时,病变已属晚期。因此,要十分警惕胃癌的早期症状,以免延误诊治。

(一)病因及发病机制

胃癌发病原因不明,可能与多种因素,如生活习惯、饮食种类、环境因素、遗传素质、精神因素等有关,也与慢性胃炎、胃息肉、胃黏膜异形增生和肠上皮化生、手术后残胃,以及长期幽门螺杆菌(Hp)感染等有一定的关系。

胃癌的发生是一个多步骤、多因素进行性发展的过程。正常情况下,胃黏膜上皮细胞的增殖和凋亡之间保持动态平衡。这种平衡的维持有赖于癌基因、抑癌基因及一些生长因子的共同调控。此外,环氧合酶-2(COX-2)在胃癌发生过程中亦有重要作用。这种平衡一旦破坏,即癌基因被激活,抑癌基因被抑制,生长因子参与以及 DNA 微卫星不稳定,使胃上皮细胞过度增殖又不能启动凋亡信号,则可能逐渐进展为胃癌。多种因素会影响上述调控体系,共同参与胃癌的发生。

(二)临床特点

1.早期胃癌 70%以上无明显症状,随着病情的发展,可逐渐出现非特异性的、类同于胃炎或胃溃疡的症状,包括上腹部饱胀不适或隐痛、反酸、嗳气、恶心,偶有呕吐、食欲减退、消化不良、大便隐血阳性或黑粪、不明原因的乏力、消瘦或进行性贫血等。

2.进展期胃癌(即中晚期胃癌) 主要症状是胃区疼痛,常为咬啮性,与进食无明显关系,也有类似消化性溃疡疼痛,进食后可以缓解。上腹部饱胀感、沉重感、厌食、腹痛、恶心、呕吐、腹泻、消瘦、贫血、水肿、发热等。贲门癌主要表现为剑突下不适、疼痛或胸骨后疼痛,伴进食梗阻感或吞咽困难;胃底及贲门下区癌常无明显症状,直至肿瘤巨大而发生坏死溃破引起上消化道出血时才引起注意,或因肿瘤浸润延伸到贲门口引起吞咽困难后给予重视;胃体部癌以膨胀型较多见,疼痛不适出现较晚;胃窦小弯侧以溃疡型癌最多见,故上腹部疼痛的症状出现较早,当肿瘤延及幽门口时,则可引起恶心、呕吐等幽门梗阻症状。癌扩散转移可引起腹水、肝大、黄疸及肺、脑、心、前列腺、卵巢、骨髓等的转移而出现相应症状。

(三)诊断及鉴别诊断

诊断主要依靠 X 线钡剂造影、胃镜和活组织病理检查。

胃癌须与胃溃疡、胃内单纯性息肉、良性肿瘤、肉瘤、胃内慢性炎症相鉴别。胃癌还应与以下肿瘤相鉴别。

1.胃原发性恶性淋巴瘤 占胃恶性肿瘤 0.5%～8%,多发于青壮年,好发于胃窦部。临床表现与胃癌相似,X 线征为弥漫胃黏膜皱襞不规则增厚,有不规则地图形多发性溃疡,溃疡边缘黏膜形成大皱襞,单个或多发的圆形充盈缺损,呈"鹅蛋石样"改变。胃镜见到巨大的胃黏膜皱襞,单个或多发息肉样结节,表面溃疡或糜烂时应首先考虑为胃淋巴瘤。

2.胃平滑肌肉瘤 占胃恶性肿瘤 0.25%～3%,占胃肉瘤 20%,多见于老年人,好发胃底胃体部,肿瘤直径常>10cm,呈球形或半球形,可因缺血出现大溃疡。按部位可分为:①胃内型(黏膜下型),肿瘤突入胃腔内;②胃外型(浆膜下型),肿瘤向胃外生长;③胃壁型(哑铃型),肿瘤同时向胃内外生长。

(四)治疗

胃癌的治疗与其他恶性肿瘤的治疗相同,均应将手术治疗作为首选的方法,同时根据情况合理的配合化疗、放疗、中医中药和免疫治疗以及口服特效抗癌药品等综合治疗。

1.手术治疗 手术切除仍是目前根治早期胃癌的唯一方案,对早期胃体、胃窦部癌施行远端根治性胃次全切除,对胃底部癌则施行近端胃次全切除或全胃切除。根治性胃次全切除术的范围远较治疗溃疡病的胃次全切除术为广泛,因为癌可浸润胃壁和伴淋巴结转移,故需将胃壁做更多的切除,并将有关的淋巴结一并大块切除。

2.化学疗法 胃癌手术治愈率只有 20%～40%,由于收治病例均为晚期的缘故,为了提高手术的疗效,可采用根治手术和化疗的综合疗法。对姑息性切除病例,术后更需较长期的化学疗法;对不能手术的晚期病例,化疗更是主要的治疗手段。除静脉给药外,目前临床上已在开展腹腔内化疗药物滴注方法,后者可使腹腔脏器内药物浓度较静脉中为高。

3.内镜治疗 早期胃癌可在内镜下行电凝切除或剥离切除术。由于早期胃癌可能有淋巴结转移,故需对切除的癌变息肉进行病理检查,如癌变累及到根部或表浅型癌侵袭到黏膜下层,需追加手术治疗。

4.其他治疗 体外实验及动物体内实验表明,生长抑素类似物及 COX-2 抑制药能抑制胃癌生长,但其对人类胃癌的治疗尚需进一步的临床研究。

四、溃疡性结肠炎

溃疡性结肠炎(UC)是一种病因尚不十分清楚的直肠和结肠慢性非特异性炎症性疾病。病变主要限于大肠黏膜与黏膜下层。病情轻重不等,多呈反复发作的慢性病程。

(一)病因及发病机制

溃疡性结肠炎的病因至今仍不明。虽有多种学说,但目前还没有肯定的结论。细菌的原因已经排除,病毒的原因也不象,因为疾病不会传染,病毒颗粒也未能证实。也有人认为溃疡性结肠炎是一种自身免疫性疾病,许多病人血中具有对正常结肠上皮与特异的肠细菌脂多糖抗原起交叉反应的抗体,但以后认识到这些异常并非疾病发生所必须,而是疾病活动的结果。

溃疡性结肠炎发病机制为:肠道菌群失调后,一些肠道有害菌或致病菌分泌的毒素、脂多糖等激活了肠黏膜免疫和肠道产酪酸菌减少,引起易感患者肠免疫功能紊乱造成的肠黏膜损伤。

(二)临床特点

起病缓慢,多呈慢性、迁延性,反复发作性。一般腹痛为轻度或中度,多为阵发性痉挛性疼痛,常局限于左下腹或下腹,亦可遍及全腹。有疼痛-便意-便后缓解的规律。重症患者,病变侵犯达浆膜时可引起持续性剧烈疼痛。

(三)诊断

(1)有结肠镜或 X 线的特征性改变中的一项。

(2)临床表现不典型,但有典型结肠镜或 X 线表现或病理活检证实。

(3)排除细菌性痢疾、阿米巴痢疾、血吸虫病、肠结核及 Crohn 病、放射性肠炎等结肠炎症。

(四)治疗

1.一般治疗 休息,饮食要求柔软、易消化、富营养,补充多种维生素。贫血严重者可输血,腹泻严重者应补液,纠正电解质紊乱。

2.药物治疗

(1)轻型应用水杨酸偶氮磺胺吡啶(SASP),每日 3～4g,分 3～4 次口服。也可用 5-氨基水杨酸,每日 2～4g,分 3～4 次口服。

(2)中型除上述治疗外,一般都需口服皮质激素,选用泼尼松、地塞米松等。可加用免疫抑制药 6-巯基嘌呤(6-MP)作为激素的辅助治疗,以减少激素的用量及不良反应。

(3)重型加用广谱抗生素控制可能存在的继发感染,用大剂量皮质激素治疗,完全肠外营养。

3.外科治疗 肠穿孔、严重出血、肠梗阻、癌变、多发性息肉、中毒性巨结肠、结肠周围脓肿或瘘管形成可手术治疗。

五、原发性肝癌

原发性肝癌是指由肝细胞或肝内胆管上皮细胞发生的恶性肿瘤。我国常见恶性肿瘤之一,死亡率在恶性肿瘤中居第三位,仅次于胃癌和食管癌。肝癌分原发性和继发性两种,继发性肝癌系由于其他脏器的肿瘤经血液、淋巴或直接侵袭到肝脏所致。原发性肝癌可分为肝细胞型、胆管细胞型和混合型三种类型,其中绝大多数为肝细胞型。

(一)病因及发病机制

原发性肝癌的病因与发病机制迄今尚未确定。多认为与多种因素综合作用有关,近年来研究着重于乙型、丙型肝炎病毒,黄曲霉毒素及其他化学致癌物质。

1.病毒性肝炎 临床上原发性肝癌患者约 1/3 有慢性肝炎史。国内普查发现原发性肝癌高发区的肝炎发病率也高。流行病学调查发现肝癌高发区人群的 HBsAg 阳性率较低发区为高,而肝癌患者血清 HBsAg 阳性率又显著高于健康人群。病理学发现肝癌合并肝硬化多为结节性肝硬化。

2.肝硬化 此型肝硬化多属病毒性肝炎引起的肝炎后(坏死后)肝硬化。肝细胞癌变可能在肝细胞再生过程中发生,即通过肝细胞破坏-增生-异型增生而致癌变。

3.黄曲霉毒素 流行病学调查发现在一些肝癌高发地区,粮油、食品受黄曲霉素 B_1 污染的情况往往比较严重,而在低发区较少见。最近有报道,流行病学调查黄曲霉毒素与肝癌无关,尚待进一步研究。

4.其他 一些化学物质如亚硝胺类、偶氮芥类、有机氯农药、酒精等均是可疑的致肝癌物质。肝小胆管中的华支睾吸虫感染可刺激胆管上皮增生,为导致原发性胆管细胞癌的原因之一。

(二)临床特点

本病起病隐匿,早期缺乏典型症状,临床症状明显者,病情大多已进入中、晚期。

1.肝区疼痛 肝癌最常见的症状,半数以上患者有肝区疼痛,多呈持续性胀痛或钝痛。如病变侵犯膈,疼痛可牵涉右肩或右背部;如癌肿生长缓慢,则可完全无痛或仅有轻微钝痛。当肝表面的癌结节破裂,可突然引起剧烈腹痛,从肝区开始迅速蔓延至全腹,产生急腹症的表现,如出血量大时可导致休克。

2.肝大 肝大呈进行性、质坚硬、表面凹凸不平,有大小不等的结节,边缘钝而整齐,触诊时常有程度不等的压痛。

3.黄疸 常在晚期出现,多由于癌或肿大的淋巴结压迫胆管引起胆道梗阻所致。

4.肝硬化征象 在失代偿期肝硬化基础上发病者有基础病的临床表现。原有腹水者可表现为腹水迅速增加且具难治性,腹水一般为漏出液。血性腹水多因肝癌侵犯肝包膜或向腹腔内破溃引起,少数因腹膜转移癌所致。

5.恶性肿瘤的全身表现 患者常有进行性消瘦、乏力、食欲缺乏、腹胀、腹泻、营养不良和恶病质等。发热现象相当常见,多为持续性低热。

6.**伴癌综合征** 部分患者表现为自发性低血糖症、红细胞增多症,其他罕见的有高钙血症、高脂血症、类癌综合征等。

(三)诊断及鉴别诊断

原发性肝癌的诊断,对具有典型临床表现者并不困难,但往往已届中晚期,疗效不佳。若早期发现,需对可疑患者立即进行甲胎蛋白的动态观察,再结合B超、选择性肝动脉造影、CT等检查,可早期发现并确定诊断。

与之鉴别的常见疾病主要有:

1.**继发性肝癌** 继发于胃癌者最为多见,其次为肺、胰、结肠和乳腺癌等。继发性肝癌一般病情发展相对缓慢,多数有原发癌的临床表现,甲胎蛋白检测为阴性。与原发性肝癌的鉴别,关键在于查明原发癌灶。

2.**肝硬化** 若肝硬化患者出现肝区疼痛,肝较前增大,甲胎蛋白增高,发生癌变的可能极大,应及时做B超及肝血管造影以明确诊断。

3.**肝脓肿** 肝脓肿有发热、白细胞增多等炎性反应,脓肿相应部位的胸壁常有局限性水肿,压痛及右上腹肌紧张等改变。超声波多次检查可发现脓肿的液平段或液性暗区,但肝癌液性坏死亦可出现液平段,应注意鉴别,必要时可在压痛点做细针穿刺。

4.**邻近肝区的肝外肿瘤** 腹膜后的软组织肿瘤以及来自肾、肾上腺、胰腺、结肠等处的肿瘤,也可在右上腹出现包块。超声波检查有助于区别肿块的部位和性质,甲胎蛋白检测多为阴性。

5.**其他肝良恶性肿瘤或病变** 肝血管瘤、肝囊肿、肝包虫病、肝腺瘤及局灶性结节增生、肝内炎性假瘤等易与原发性肝癌混淆,可定期行超声、CT、MRI等检查帮助诊断,必要时在超声引导下做肝穿刺组织学检查有助于诊断。

(四)治疗

1.**手术治疗**

(1)手术切除:是治疗肝癌最好的方法。小肝癌行局部或肝叶切除,可望彻底治愈。复发后亦有少数病人可再次手术切除。

(2)肝动脉结扎与插管化疗:肝动脉结扎可阻断肿瘤区的主要供血来源,促使肿瘤组织坏死。但单纯结扎6周后,由于侧支循环的建立而失败,或因肿瘤坏死导致肾衰竭。近年常与肝动脉插管化疗相结合以提高疗效。插管化疗可使肝癌局部得到较高的药物浓度,如采用灌注泵更可使药物与肿瘤组织接触时间延长。

(3)肝移植。

2.**介入性治疗** 经皮穿刺超选择性肝动脉插管造影,同时注入化学药物及用明胶海绵等栓塞材料,可以达到手术结扎与插管化疗的同样效果,且可反复进行,对中晚期患者待肿瘤缩小后,可获得手术切除的机会。

3.放射治疗　本病对放疗不甚敏感,且邻近器官也受放射损害,疗效不够满意。

4.化学抗癌药物治疗　全身化学治疗较其他癌更不敏感,疗效不够满意。目前仍以氟尿嘧啶(5-FU)为主,近来用多柔比星治疗效果较好,但毒性反应较大。顺铂可增加放疗对肝癌的敏感性,与博来霉素合用可提高疗效。

5.免疫治疗　在手术切除、放疗或化疗后,可应用免疫治疗。目前多用卡介苗,短小棒状杆菌,可增强细胞的免疫活性,其他如转移因子、免疫核糖核酸、左旋咪唑、胸腺素等疗效均不肯定。

第二章　胸腔内脏疾病疼痛

第一节　胸膜炎疼痛

一、定义

胸膜炎指壁层和脏层胸膜的炎症。正常人的胸膜腔即壁层胸膜与脏层胸膜间的间隙,含有微量液体(3~15ml),在呼吸运动时起润滑作用。肺部的炎症、肿瘤和创伤,都可直接累及胸膜,导致胸腔积液。由于胸膜炎所致的疼痛称为胸膜炎疼痛。

二、病因

胸膜炎常见病因有感染性、肿瘤性、心血管疾病、低蛋白血症、变态反应性、化学性和物理性损伤等。感染性病因一般有结核、化脓性细菌、病毒、真菌、寄生虫等。肿瘤性病因有肿瘤胸膜转移、淋巴瘤、胸膜间皮瘤等。心血管疾病病因有充血性心力衰竭、缩窄性心包炎、心包积液、上腔静脉阻塞等。低蛋白血症病因有肝硬化、慢性肾炎、肾病综合征、黏液性水肿等。变态反应性病因有系统性红斑狼疮、类风湿关节炎等。化学性病因常见为尿毒症等。物理性病因如外伤、开胸手术后等。

三、发病机制

胸腔内的液体经胸膜毛细血管的动脉端滤过,由于静水压的不同,绝大部分液体由胸膜毛细血管的静脉端再吸收,其余部分液体通过淋巴系统回到血液系统。滤过与再吸收之间经常处于动态平衡。当胸膜局部受损或全身疾病的影响,前者大于后者,上述滤过与再吸收平衡被打破,滤过大于再吸收,便形成胸腔积液。感染性疾病,炎症和炎症因子,使毛细血管通透性增加,滤过系数增加。肿瘤引起的胸腔积液,主要为肿瘤毛细血管通透性增加,肿瘤造成的阻塞性肺炎并发胸膜炎,肿瘤压迫或侵犯淋巴管,肿瘤直接侵犯胸膜等。此外,淋巴瘤、纵隔肿瘤、其他恶性肿瘤、外伤使淋巴管阻塞引起淋巴回流障碍也可出现胸腔积液。充血性心力衰竭、缩窄性心包炎、心包积液、上腔静脉阻塞导致壁层毛细血管静水压增高,促使胸腔积液的形成。低蛋白血症使胸膜毛细血管内胶体渗透压减低,使胸膜腔内液体再吸收减少,形成胸腔积液。

四、病理

结核性胸膜炎病变早期为胸膜充血,血管通透性改变,白细胞浸润,随后淋巴细胞浸润,表面有纤维性渗出,继而有浆液性渗出,胸膜常有结核结节形成。肿瘤性胸膜炎60%胸腔积液可找到癌细胞,胸膜活检39%～75%肿瘤细胞为阳性。类风湿关节炎用胸腔镜观察胸膜,可见胸膜轻度糜烂,胸膜增厚,表面有多数散在囊泡和结节,脏层胸膜可见瘤状突起,胸膜活检示非特异性炎症后肉芽肿,组织学与皮下结节相似。系统性红斑狼疮胸腔积液中可检出狼疮细胞。乳糜胸的胸腔积液可见淋巴细胞和脂肪球。尿毒症性胸膜炎胸膜活检示机化性纤维蛋白渗出和颗粒组织。

五、症状

结核性胸膜炎一般分为干性胸膜炎、渗出性胸膜炎和脓胸。干性胸膜炎的主要症状是胸痛,由于脏层胸膜和壁层胸膜摩擦所致,胸痛多发生在胸廓扩展度最大部位,如病变在膈肌的中心部,可放射至同侧肩部;如在膈肌的周缘部,可放射至上腹部和心窝部,疼痛性质为剧烈尖锐的针刺样痛,深呼吸及咳嗽时更甚。轻度吸气、平卧或患侧卧位,胸痛减轻。渗出性胸膜炎,初起胸液不多,胸痛明显,待胸液增多,将壁层胸膜和脏层胸膜分开,胸痛减轻或消失。结核性脓胸的胸痛特点与渗出性胸膜炎相似。结核性胸膜炎除了胸痛以外,常常还有结核中毒症状,如午后低热、盗汗、干咳、面色潮红、乏力和消瘦等。化脓性胸膜炎往往起病急,有明显的毒性症状:恶寒、高热不退、多汗、胸痛、咳嗽、咳痰。肿瘤性胸膜炎一般表现为胸痛、胸闷和呼吸困难进行性加重,多无发热。真菌性胸膜炎胸壁呈红、肿、痛;周围组织变硬,胸壁有脓肿或窦道形成。类风湿性胸膜炎,多见于男性类风湿关节炎,除胸痛外,有咳嗽、行动后气急、关节疼痛和杵状指,也可无明显症状。系统性红斑狼疮性胸膜炎,一般有多形性皮损、广泛对称性分布,面部有蝶形红斑,不规则发热、关节酸痛、心脏和肾脏病变。

六、体征

患侧呼吸运动受限,胸壁局部有压痛和呼吸音减低,胸侧腋下部有局限、恒定的胸膜摩擦音。呼气和吸气时均可听到,作腹式呼吸时也可听到,咳嗽后胸膜摩擦音不变。慢性者胸廓塌陷,肋间隙变小,呼吸运动减弱,叩诊实音,语颤消失,气管可向患侧移位,常伴有杵状指。

七、诊断

(一)询问病史

年轻患者出现胸腔积液大多为结核性,中年以上患者要考虑恶性的可能。有心脏病病史和心衰病史者要考虑心衰所致。有肝硬化病史,腹水合并胸腔积液要考虑肝硬化失代偿引起。有系统性红斑狼疮、类风湿关节炎病史要考虑该疾病所致。有慢性肾病,肾功能不全者,要考虑尿毒症性胸膜炎。肺吸虫流行区域,有生食溪蟹、蝲蛄病史者,应考虑肺吸虫性胸膜炎。有外伤病史,则要考虑外伤性胸膜炎。

(二)辅助检查

1.胸部 X 线检查　少量积液时,X 线可无阳性发现,有时表现为肋膈角变钝。中等量积液时表现为胸腔下部高密度阴影,膈肌被遮盖,积液呈上缘外侧高,内侧低的弧形阴影。大量积液时,肺野大部呈浓密均匀阴影,膈肌被遮盖,气管和心脏影向对侧移位。

2.胸部 CT　检查较 X 线有明显优越性,能检出少量胸腔积液和轻微胸膜改变,胸腔积液的 CT 征象表现为与胸壁平行弓形均匀水样高密度影,如为包裹性积液为贴于胸壁的局限性密度阴影,其 CT 值为 0~20,内缘清晰,呈扁平或半圆形,突出于肺野,叶间裂内包裹性积液可呈圆形。

3.胸部 MRI 检查　T_1 加权信号强度较肌肉为低。而 T_2 加权像信号强度明显增高,甚至超过脂肪的信号强度。胸膜间皮瘤在表现为胸腔积液征象的同时,还可表现为多发胸膜结节,在 T_2 加权像上胸膜结节的信号较积液为低。除了胸液的 MRI 征象外,还可发现各种原因引起的肿块阴影。

4.胸腔积液的化学检验　如外观、细胞、PH、蛋白质、葡萄糖、酶、类脂等。

(三)鉴别诊断

胸膜炎的鉴别诊断也必须根据病史、症状体征和相关检查进行。常见的鉴别诊断有漏出液和渗出液、结核性和癌性胸腔积液、乳糜胸和假性乳糜胸、血性胸腔积液和血胸的鉴别诊断以及其他疾病的鉴别诊断。如胸膜放线菌病、胸膜白念珠菌病、梅格综合征、心衰所致的胸腔积液、肝脏疾病所致的胸腔积液和肺栓塞等。

八、预防

胸膜炎疼痛的预防关键要明确胸膜炎的病因,积极治疗原发病。

九、治疗

(一)病因治疗

1.感染性胸膜炎

(1)结核性胸膜炎:选择有效的抗结核药物治疗,常见的抗结核药物有异烟肼、利福平、乙胺丁醇、吡嗪酰胺和喹喏酮类药物如氧氟沙星等。

(2)化脓性胸膜炎:G^+菌感染一般选择青霉素、一代头孢、氟喹喏酮类(氧氟沙星,环丙沙星)、大环内酯类(红霉素)等。G^-菌感染一般选择二、三代头孢、氟喹诺酮类等药物。厌氧菌感染选择甲硝唑、替硝唑或奥硝唑治疗。大量胸腔积液时可进行胸腔穿刺抽液,通过抽液减轻胸腔压力,改善胸腔的血液循环。必要时可胸膜腔内注射药物。为了减轻炎症反应,促使胸液吸收,可加用糖皮质激素,通常用泼尼松 15~30mg/d 或泼尼松龙 20mg/d 口服。关于激素的停药问题,一般待体温正常、全身中毒症状消失,胸腔积液吸收或明显减少,逐渐减药直至停药。不能突然停药,预防病情反跳。

2.肿瘤性胸膜炎　根据肿瘤细胞类型选择有效的化疗(包括全身和局部胸腔灌注)、分子靶向治疗和生物治疗。

3.心衰所致的胸腔积液重点以强心、利尿和扩血管治疗为主。

4.肝硬化失代偿所致的胸腔积液　治疗主要以利尿、纠正低蛋白血症为主。具体要限制钠、水的摄入,利尿药原则上先用螺内酯,无效时加用呋塞米或氢氯噻嗪,抽取胸腔积液或腹水,输注白蛋白以提高血浆胶体渗透压。

5.变态反应性胸膜炎　主要使用糖皮质激素治疗,必要时加用免疫抑制剂如硫唑嘌呤、雷公藤制剂等。

6.尿毒症性胸膜炎　采用血液透析或腹膜透析技术及时清除体内毒素是关键。

7.寄生虫性胸膜炎　及时服用抗寄生虫药物治疗如吡喹酮,寄生虫造成胸膜肉芽组织增生,棘球蚴病的包囊,必要时进行直视或胸腔镜手术清除治疗。

8.外伤性胸膜炎　主要采取措施及时止血、消炎治疗。

（二）对症治疗

胸膜炎疼痛的对症治疗主要是镇痛。可口服布洛芬缓释胶囊、英太青或吲哚美辛等药物。其他局部热敷、理疗也有一定疗效。

第二节　肺栓塞疼痛

肺栓塞（PE）是内源性或外源性栓子栓塞肺动脉或其分支引起肺循环障碍的临床和病理生理综合征。栓塞一般起病急骤，临床表现多为突发呼吸困难、咯血或胸痛，约占94%。依其阻塞的肺段数，可呈现不同特征的胸痛。由于疼痛表现多样，易误诊误治，甚至危及患者的生命。

一、肺栓塞疼痛的病因及诱发因素

绝大多数肺栓塞患者都可能存在疾病的诱发因素，其病因主要如下：

（一）深静脉血栓形成（DVT）

国外文献报道82% PE 患者可发现有 DVT，提示肺血栓栓塞症（PTE）的血栓性栓子主要来自深静脉系统。PTE 与发生在下肢周围静脉、包括股静脉和腓肠肌深静脉中的深静脉血栓密切相关，故深静脉血栓形成往往是 PTE 前兆。肺栓塞的血栓性栓子主要来自深静脉系统，下肢深静脉血栓形成向近端延伸并脱落，造成肺栓塞。手术后制动，特别在手术后 24h 内是 PE 的高峰期。卧床>4d、年龄>60岁、糖尿病、高血脂、妊娠晚期、心力衰竭、口服避孕药、下肢静脉曲张等均为其诱发因素。

（二）心脏病

PE 常见于心房纤颤合并心力衰竭的患者，其血栓性栓子可来自右心房或右心室，也可以来自深静脉系统，这与心脏病患者发生心力衰竭后，静脉内血液淤滞有关。风湿性心脏病、动脉硬化性心脏病患者较易发生 PE。急性心肌梗死的患者在住院过程中，由于长期卧床，增加了深静脉血栓形成的危险性。其他 PE 危险因素还包括高龄、充血性心力衰竭和静脉血流淤滞等。

（三）恶性肿瘤

恶性肿瘤与血栓栓塞性疾病之间有着一定的生物学关系，肿瘤患者的 PE 发生率显著增加。肺、胰腺、消化道和生殖系统的肿瘤最易发生 PE，血栓栓塞性疾病又往往是肿瘤存在的信号。目前认为，恶性肿瘤患者常常伴有凝血机制的异常，表现为纤维蛋白降解产物（FDP）增高、血小板增多、血小板聚集功能亢进、纤维蛋白溶解低下和高纤维蛋白原血症等。肿瘤组织本身能分泌促凝物质,如促血小板聚集物质、多糖蛋白及血浆素原激活剂等,使机体产生所谓高凝状态,导致血栓形成。恶性肿瘤患者如应用化学治疗可引起血管内皮细胞的毒性反应;某些化疗药物,如环磷酰胺、甲氨蝶呤、丝裂霉素等可使蛋白质 C、S 缺乏,抗凝血酶Ⅲ减少;肿瘤压迫血管腔、患者长期卧床等因素也可促使血栓形成。

(四)结缔组织疾病

结缔组织疾病中以系统性红斑狼疮(SLE)和抗磷脂综合征(APS)合并 PTE 较为常见,尤其是 SLE 和 APS 合并 PTE 并不罕见,而且随着临床免疫学的进展,此类病例将逐渐增多。

二、病理生理

肺栓塞后的病理生理学变化复杂多变,其主要是影响呼吸系统、血流动力学及血管内皮功能,从而产生一系列心肺功能异常及血管内皮功能改变。肺栓塞的呼吸系统病理生理改变最主要的症状为呼吸困难。肺栓塞的栓塞部位有通气但无血流灌注,使肺泡不能有效地进行气体交换,形成部分性或完全肺不张区域形成右-左分流肺泡无效腔增大;特征为借自主呼吸或呼吸机正压通气做深呼吸可使肺不张得到部分纠正。通气/灌注(V/Q)失衡亦可引起低氧血症。当肺动脉分支阻塞面积超过 30%～50% 时,会出现明显肺动脉高压(>25mmHg 平均压)。血管阻力增加的主要机制是血栓堵塞肺动脉,使肺血管床总截面积减少。肺血管痉挛似乎起着确切但为继发性的作用。血管痉挛的原因部分是由于低氧血症,使聚集于血栓上的血小板释放血清素。亦可能由于肺血管内皮受损,释放出大量收缩性物质,如内皮素、血管紧张素Ⅱ,使肺血管收缩。此外,血栓形成时,新鲜血栓含有大量血小板及凝血酶;栓子在肺血管内移动时,血小板活化脱颗粒,释放出大量血管活性物质,包括二磷酸腺苷、组胺、5-羟色胺、多种前列腺素等,这些物质均可导致广泛的肺小动脉收缩,同时在肺血管处形成第一个恶性环路。大面积肺栓塞时,肺动脉压力上升,右心室心肌做功和氧耗增加,右心室压力升高,主动脉与右心室压力阶差缩小,冠状动脉灌注下降。总之,肺栓塞特别是急性大块性肺栓塞改变了通气/灌注的分布,增加了心脏和肺血管阻力,导致右心衰竭、低氧血症及低碳酸血症,引起机体一系列病理生理变化,产生多种临床表现,严重者可危及生命。

三、临床症状

肺栓塞可出现胸骨后疼痛,其类似心绞痛。此类患者多伴有突发性呼吸困难、咯血、不明原因的急性右心衰竭或休克。产生原因由大面积PTE引起,约见于3%的患者。胸膜性疼痛为邻近的胸膜纤维素炎症所致,突然发生者常提示肺梗死。膈胸膜受累可向肩或腹部放射,如有胸骨后疼痛,颇似心肌梗死。慢性肺梗死可有咯血。焦虑,可能为疼痛或低氧血症所致。晕厥常是肺梗死的征兆。

四、体征

肺栓塞所致的急性胸痛,伴随体征还包括呼吸增快、发绀、肺部湿啰音或哮鸣音;肺血管杂音,胸膜摩擦音或胸腔积液体征多表示可能已发生肺梗死。循环系统体征有心动过速、亢进及休克或急慢性肺心病相应表现。约40%患者有轻中度发热,少数患者早期有高热。需要特别指出,在下肢静脉的检查中,如患者浅静脉扩张、僵硬度增加、肿胀、一侧大腿或小腿周径较对侧大1cm即有诊断意义。

五、诊断

PE所致的胸痛与急性肺血栓栓塞(APTE)和急性冠状动脉综合征(ACS)、主动脉夹层的胸痛,临床表现相似,如不能及时诊治,病死率将显著升高。其鉴别诊断胸痛的性质是否来自PE,依其下述诊断方式。

(一)验前几率评估

2004年西班牙指南推荐采用量化的评分方法,通过Wells评分和日内瓦规则评分对患者进行危险性评估。如Wells评分方法,根据患者的临床症状、体征、伴随危险因素以及是否存在可以解释的原因等内容对患者的危险性进行评估,尤其适用于急诊室患者的评估。

(二)D-二聚体的筛选价值

血浆D-二聚体为交联纤维蛋白降解产物,用定量ELISA及比浊测定方法检测,敏感性较高($>99\%$),D-二聚体的价值在于排除PE。D-二聚体$<500\mu g/L$可基本排除小栓子。因抗凝治疗将会降低D-二聚体的敏感性,因此D-二聚体阴性并不能完全排除PE,较为合理的方法是结合验前几率来排除诊断,对于验前几率为高度可能的患者,即使血浆D-二聚体水平$<500\mu g/L$也不能排除PE,而对于验前几率为低、中度的患者,D-二聚体水平$<500\mu g/L$可不必进行其他检查而直接排除PE。

(三)超声的诊断价值增大

尸检证实,90%PE栓子来源于下肢深静脉血栓形成(DVT),血管造影证实的PE患者DVT发生率约70%,因此DVT同PE具有明显的相关性。如果验前几率为高度可能的患者,超声心动图阳性可以诊断 PE。

(四)螺旋 CT 肺动脉造影(SCT-PA)

CTPA 可以明确患者是否有 PE 以外的其他疾病存在。SCTPA 具有很好的敏感性及特异性。多排 CT(MSCT)的出现使亚段 PE 诊断率进一步提高,16 排 CT 对肺段及段下 PE 的敏感性达到了 94% 及 88%。

六、胸痛治疗

一旦胸痛患者确诊是肺栓塞,首先应保证肺栓塞患者的肺血流通畅,溶栓治疗以及抗凝治疗为主体,来防止患者病情恶化成慢性肺栓塞。同时,应迅速纠正肺栓塞患者的低氧血症并予以止痛。镇痛药物宜选择循环呼吸抑制小的药物,如曲马多、吗啡肌注。如果患者循环稳定,可静脉注射非甾体抗炎药帕瑞昔布钠 40mg,但使用天数不宜超过 7 天。当急性疼痛控制后,也可采用丁丙诺非透皮贴剂 5mg 三角肌贴敷,该药起效慢,循环呼吸抑制轻,但镇痛作用可维持 7~10 天。经上述治疗 VAS 评分仍≥5 分,可行硬膜外置管持续镇痛,药物采用:0.125% 罗哌卡因+3-4mg 吗啡配制成 100ml,首次剂量 2ml 后,改为电子泵 PCA 输注,锁定时间 15 分钟,单次补充剂量 2ml,持续输注速率 2ml/h,VAS 评分<2 分后,停止输注。

七、预防

鉴于急性肺栓塞发病突然、病死率高,必须进行有效的预防。特别对外科大手术、创伤后长期卧床以及有潜在发病危险的患者应正确进行临床指导。对大手术后及创伤患者做到勤翻身,变化体位,活动下肢足趾部以促进血液循环,减少血液滞流,避免深静脉血栓形成,消除易患因素;对大隐静脉曲张合并炎症及血栓形成者应指导患者减少血栓部位的摩擦及挤压;对深静脉血栓患者,急性期要卧床休息,活动量由小变大,循序渐进,以免促发血栓脱落而致病。

第三节　心绞痛

一、定义

心绞痛是指暂时性心肌缺血引起的,以胸痛为主要特点的临床综合征。其发作特点为胸前阵发性、压榨性疼痛,可伴有心功能障碍,但是通常不伴有心肌坏死。常见于冠状动脉狭窄或部分分支闭塞患者,当体力或精神应激时,冠状动脉血流不能满足心肌代谢需要,导致心肌缺血,而引起心绞痛发作。每次发作持续数分钟,休息或舌下含服硝酸甘油后症状可缓解或消失。

二、病因

心绞痛主要病因是冠状动脉粥样硬化所造成的冠状动脉狭窄或部分分支闭塞。除此之外,心绞痛还与多种因素有关,比如炎症、血小板及凝血系统功能异常(一过性血栓形成、暂时性血小板凝聚、贫血等)、内皮细胞功能紊乱、血管痉挛以及微血管功能障碍(吸烟过度或神经体液调节障碍),这些因素均可以引起心肌缺血,从而导致心绞痛的发生。

心绞痛危险因素也不容忽视,如年龄(男性≥45 岁,女性≥55 岁)、吸烟、糖尿病、高脂血症、早发性心血管疾病家族史(男性<55 岁,女性<65 岁)、高血压、肾脏疾病(微蛋白尿或肾小球滤过率<60ml/min)、肥胖(BMI≥30kg/m²)、长期心理压力及缺乏体力活动等。

三、发病机制

当冠状动脉供血和供氧与心肌需求之间产生矛盾时,冠状动脉血流量不能满足心肌代谢的需要,就会引起心肌产生急剧的、暂时的缺血与缺氧,从而引发一系列痛觉传导通路改变。

心脏神经系统包括传入和传出神经元,心肌和冠状动脉的感受器由游离的神经末梢组成,其中主要为交感神经纤维末梢,少数为迷走神经末梢,感受心肌细胞周围微环境的变化。当心肌发生缺血、缺氧时,心肌内会积聚大量的腺苷、缓激肽和其他物质,刺激心脏内交感神经和迷走神经的传入纤维末梢,经 1～5 胸交感神经节以及相应的脊髓段传入中枢神经系统,沿内脏感觉传导通路到达大脑皮层,产生疼痛感觉。

四、病理生理

心绞痛发作时,最主要的病理生理改变是由心肌缺氧缺血引发的一系列心肌代谢及电生理的改变。缺氧状态下,有氧代谢明显减少,产生的 ATP 减少,导致依赖能源活动的心肌收缩及离子平衡发生障碍。无氧糖酵解增加,乳酸及其他酸性代谢产物积聚,导致乳酸酸中毒,降低心肌收缩力。同时心肌缺血缺氧也会引发细胞膜上 Na-K 离子泵功能的紊乱,造成其异常除极状态,产生损伤电流,表现在心电图上可见其 ST 段的移位。这些心肌代谢及电生理改变最终结果,会导致左心室的收缩及舒张障碍,影响其射血功能。

五、症状

胸痛为心绞痛发病的主要临床表现,其疼痛特点为:

(一)疼痛部位

典型心绞痛是在胸骨后或左前胸,界限通常不是很清楚,常放射至左肩、左臂内侧达环指和小指,或至颈、咽或下颌部,上腹部,也可放射至其他部位。每次心绞痛发作的部位往往是相似的。

(二)疼痛性质

常为紧缩感、绞榨感,也可有灼烧感、胸闷或窒息感,但不尖锐,无针刺或刀扎样锐性痛,有的表现为乏力、气短。发作时,患者常因疼痛而被迫停止活动,直至症状缓解。

(三)持续时间

呈阵发性发作,持续数分钟,常逐渐加重,少数情况下在数秒内便达到最严重的疼痛程度。达到最大限度后会持续一段时间,然后在2～5分钟内逐渐缓解或消失,很少超过半小时。

(四)诱因

心绞痛发作常由于劳力或情绪激动(如愤怒、走快路、爬坡等)所诱发,饱食、寒冷、吸烟、心动过速、休克等亦可诱发。疼痛发生于劳力或激动当时,而不是在劳累之后。典型的稳定型心绞痛常在类似的条件下发生。

(五)缓解方式

一般在停止诱因后即可缓解,舌下含服硝酸甘油也可在几分钟内迅速缓解症状。

六、体征

心绞痛发作间歇期,基本没有异常体征,但是可以通过体格检查来排除那些能够引起心绞痛的非冠状动脉疾病,如心肌病、瓣膜病等。

心绞痛发作时,通常可见患者表情焦虑、皮肤苍白湿冷或出汗、心率常增快。听诊有时可出现第三或第四心音奔马律。缺血发作时,心尖部可闻及暂时性的收缩期杂音。部分患者也可闻及肺部啰音。

七、诊断

(一)心电图检查(ECG)

1.静息 ECG　稳定型心绞痛患者静息状态下的 ECG 一般是正常的,说明静息状态下左心功能正常。通过 ECG,有时可以发现陈旧的广泛性心肌梗死以及 ST 段和 T 波异常,对判断心脏病的严重程度及预后有很大帮助。

2.心绞痛发作时 ECG　心绞痛发作时,大多数患者 ECG 中会出现 ST 段变化。心内膜下心肌容易缺血,所以 ECG 常出现 ST 下移(≥0.1mV);如果患者平时 ST 段压低或 T 波处于倒置状态,心绞痛发作时可出现 T 波无压低或直立,这种"假性正常化"也可说明心肌缺血的存在。虽然 T 波变化的参考价值不如 ST 段,但是如果与平时的 ECG 相比较有动态变化,也有助于诊断。

3.运动负荷试验　通过活动平板和踏车等运动方式,增加心脏负荷来激发心肌缺血的 ECG 检查。在运动中持续监测 ECG,运动前和运动中,每当运动负荷量增加一次,均应记录 ECG,运动终止后即刻及此后每 2 分钟均应重复记录 ECG,直至心率恢复至运动前水平。心电图记录时应同步测定血压。运动中或运动后出现 ST 段水平型或下斜型压低≥0.1mV(J 点后 60～80ms)且持续时间超过 2 分钟是常用的阳性标准。心肌梗死急性期、不稳定型心绞痛、明显心衰、严重心律失常或急性疾病者禁用运动试验。由于运动负荷试验具有假阳性和假阴性的可能性,所以单纯运动负荷试验不能作为诊断或排除冠心病的依据。

4.动态 ECG　连续监测 24 小时或更长时间的 ECG,将 ECG 上出现 ST-T 改变和各种心律失常的时间与患者心绞痛发作的时间相比较,有助于心绞痛的诊断并可以发现无痛性心肌缺血,即 ST-T 出现异常而患者并没有出现临床症状。

(二)影像学检查

1.超声心动图　对心绞痛诊断、鉴别以及预后评估均有作用。心绞痛患者发作间歇期超声心动图检查多无异常,但可发现陈旧性心肌梗死的异常心室壁运动,当心绞痛发作时有助于评估心肌灌注情况。超声心动图也可以发现需与心绞痛相鉴别的疾病,如主动脉瓣狭窄、梗阻性肥厚性心肌病等。超声心动图还可通过测定左心室功能来评估患者的预后,射血分数越低者,预后越差。

2.放射性核素检查　^{201}Tl 或 ^{99m}Tc-MIBI 会使正常的心肌显影而缺血的心肌不显影,结合心肌负荷试验,可检测出心肌缺血的区域。

3.多层螺旋 CT 冠状动脉成像(CTA)　通过冠状动脉的二维或三维成像来判断冠状动脉管腔的狭窄程度和管壁钙化情况,还可以用来显示管壁的斑块。其有较高的阴性预测价值,若冠脉 CTA 未显示出冠脉狭窄,则通常不需要进行冠脉造影。

4.冠脉造影　是一种有创性检查,也是目前诊断冠脉病变最常用的方法。将心导管从穿刺点(多为股动脉和桡动脉)送入左、右冠状动脉口,注射造影剂使左、右冠状动脉及其主要分支显影,可以较准确的显示出冠脉狭窄的部位和程度,并以此指导治疗方案。

(三)实验室检查

主要目的是发现一些心绞痛的危险因素,并与其他疾病相鉴别。查血常规可判断患者是否存在贫血;查血糖、血脂可发现患者是否存在相对应的冠心病危险因素;查心肌损伤标志物,如肌酸激酶(CK)、同工酶(CK-MB)、心肌肌钙蛋白 T(cTnT)及心肌肌钙蛋白 I(cTnI)可与急性心肌梗死进行鉴别。

(四)其他检查

MRI 也可用于心绞痛的检查,并可同时获得心脏解剖、心肌灌注、代谢、心室功能以及冠脉成像的信息。

冠脉内超声显像(IVUS)是一种有创检查,能够显示冠脉血管的横截面,并可同时了解管腔的狭窄程度、管壁病变情况及病变的性质,有助于指导药物或介入治疗。

血管镜在显示血栓性病变中也有着独特的应用价值。

(五)鉴别诊断

1.急性肺动脉栓塞　由脱落的血栓或其他物质阻塞肺动脉及其分支引起,临床常见表现为呼吸困难、剧烈胸痛、咯血、发热症状,易与心绞痛混淆。通常肺动脉CTA 可确诊,而心电图常见的改变是 QRS 电轴右偏,第 I 导联 S 波变深,>115mm,第Ⅲ导联出现 Q 波和 T 波倒置,右心前区导联 T 波倒置,顺钟向转位,完全性或不完全性右束支传导阻滞,核素检查可出现灌注缺损,通过上述检查所见,也可与心绞痛相鉴别。

2.心脏神经症　是一种特殊类型的神经症,以心血管系统功能失常为主要表现,可兼有神经症的其他表现。常见症状为心悸、心前区疼痛、胸闷、气短、呼吸困难,一般无心脏器质性改变,可以此鉴别。

3.急性心肌梗死　是冠脉急性持续性缺氧所引起的心肌坏死。可见剧烈而持久的胸骨后疼痛,休息及硝酸酯类药物不能缓解。ECG 特征性表现为出现 Q 波、ST 段抬高及 T 波倒置,往往宽而深;实验室检查提示心肌损伤标志物增高,如肌酸激酶(CK)、同工酶(CK-MB)、心肌肌钙蛋白 T(cTnT)及心肌肌钙蛋白 I(cTnI)。

4.急性心包炎　急性心包炎是由心包脏层和壁层急性炎症引起的综合征,其引起的疼痛有时不易与心绞痛相鉴别。急性心包炎多发生于年轻患者,疼痛不会因休息或含服硝酸甘油而缓解,且当患者运动、深吸气或平卧时疼痛会加剧。ECG表现为 ST 段呈弓背向下抬高。

5.肋间神经痛　肋间神经痛是指一个或几个肋间部位从背部沿肋间向胸腹前壁放射性疼痛,多为刺痛或灼痛,呈半环状分布,多为单侧受累,也可以双侧同时受累。咳嗽、深呼吸、打喷嚏或身体转动可使疼痛加重。

6.其他疾病引起的心绞痛　包括严重主动脉瓣狭窄或关闭不全、先天性冠状动脉畸形、风湿热或其他原因引起的冠状动脉炎、肥厚型心肌病、梅毒性主动脉炎引起冠状动脉口狭窄或闭塞等,要根据其他临床表现来进行鉴别。

7.不典型疼痛　还需与胃-食管反流、食管动力障碍等食管疾病、消化性溃疡、膈疝及颈椎病等相鉴别。

八、治疗及预防

心绞痛治疗主要有两个目的:一是预防心肌梗死发作和猝死,改善预后;二是减轻症状和缺血发作,改善生活质量。

(一)一般治疗

发作时立刻休息,去除诱因,一般停止活动后症状即可减轻缓解。调整生活方式,平时尽量避免各种已知的诱发因素,调节饮食,戒烟限酒,控制脂肪的摄入,减轻精神负担,保持适当的体力活动等。

(二)药物治疗

1.预防心肌梗死发作,改善预后的药物

(1)阿司匹林、氯吡格雷:主要起到抗血小板聚集作用。无论是否有症状,只要无禁忌证,就应常规应用阿司匹林 75～300mg/d。氯吡格雷由于不良反应较多,已较少应用,现主要用于支架植入后及阿司匹林禁忌证患者,用量通常为 75mg/d,口服。

(2)他汀类药物:降脂,可以进一步改善血管内皮细胞的功能,抑制炎症,使部分动脉粥样硬化斑块消退,显著影响病变斑块进展。

(3)ACEI 类药物:可逆转左室重构,延缓动脉粥样硬化进展。非控制心绞痛发作药物,但可以降低缺血事件发生。用于已知冠心病患者的二级预防。

2.减轻症状,改善缺血的药物

(1)硝酸酯类药物:为内皮依赖性血管扩张剂,降低心肌需氧,改善心肌灌注。

舌下含服硝酸甘油仅用于心绞痛发作时缓解症状用药,而长效硝酸酯类制剂用于减低心绞痛发作的频率和程度,并可能增加运动耐量。

(2)β受体阻滞剂:β受体阻滞剂可作用于心脏β肾上素腺能受体,可减慢心率,减弱心肌收缩力,降低心肌耗氧量。但应注意有严重心动过缓、高度房室传导阻滞及明显支气管哮喘及痉挛的患者应禁用β受体阻滞剂。

(3)钙通道阻滞剂(CCB):本类药物可抑制心肌细胞兴奋,收缩偶联中钙离子的作用,抑制心肌收缩,减少心肌耗氧;扩张冠状动脉,减轻心脏负荷。常用药物有硝苯地平、维拉帕米等。

(三)顽固性心绞痛的疼痛介入治疗

根据欧洲心脏病学会(ESC)定义,当心绞痛发作超过 3 个月,通过最大限度地药物治疗效果不佳,不适合冠脉支架、搭桥手术,或者经过多次支架、搭桥手术后仍有明显严重的心绞痛症状时,称之为顽固性心绞痛(RAP)。全球范围内 RAP 发病率逐年增加,欧洲发病率为 5 万人/年,美国也超过 10 万人以上/年,其治疗颇为棘手。目前,疼痛介入治疗在 RAP 的治疗策略中扮演着重要角色,其治疗方法包括星状神经节阻滞术、脊髓电刺激永久植入术等。

1.星状神经节阻滞术　星状神经节阻滞术是一种常用的微创介入治疗手段,通过将局麻药注射在含有星状神经节的疏松结缔组织内,从而阻滞支配头颈部、上肢及心脏、肺脏、上胸部等交感神经的方法。目前,星状神经节阻滞术已被广泛应用于顽固性心绞痛的治疗中。有研究证实,星状神经节阻滞单次治疗可缓解心绞痛症状 1~4 个月。

星状神经节阻滞术治疗顽固性心绞痛的机制:①调节交感神经纤维支配的心血管运动,使冠状动脉扩张,增加心肌灌注量;②可通过阻滞交感神经过度兴奋,降低心脏兴奋性,从而减轻心肌收缩力,降低心肌耗氧量。另外,星状神经节阻滞还可对疼痛传导过程产生影响,内脏传入纤维其分支可进入交感神经节,交感纤维节后纤维神经元发放冲动,释放 P 物质等介质至疼痛部位,造成痛觉过敏,星状神经节阻滞可降低这种传入路径的活化,使疼痛的传入神经兴奋性降低。

星状神经节阻滞效果良好,实施方便,且费用低,并发症少,但心绞痛患者往往会长时间服用阿司匹林等抗血小板聚集的药物,所以要关注患者凝血功能,否则会导致出血时间延长,形成血肿压迫气管,从而造成严重后果。

2.脊髓电刺激术　脊髓电刺激(SCS)是一种神经调控技术,将电极置入患者椎管的硬膜外腔,以脉冲电流形式刺激脊髓后柱,从而影响疼痛信号的传导和加工,来减轻患者疼痛,改善生活质量。近年来,SCS 已被广泛应用于各种慢性顽固性疼痛的治疗。

早在1967年,Braunwald 等曾通过侵入式电神经调控技术来治疗顽固性心绞痛,当时通过射频技术来刺激颈动脉窦来减轻患者的症状。1982年,第一例经皮神经电刺激被应用于心绞痛的神经调控治疗。而在1987年,澳大利亚 Murphy 和 Giles 报道了第一例顽固性心绞痛的脊髓电刺激永久植入治疗,且取得了较好的治疗效果,为顽固性心绞痛的治疗取得了新的突破。如今,全世界范围内已有至少3500例 RAP 的患者,通过脊髓电刺激永久植入术来进行辅助治疗。

2002年,美国心脏学会(AHA)及美国心脏病学会(ACC)心绞痛治疗指南将 SCS 列为一种安全有效的 RAP 辅助治疗方法(证据级别Ⅱb,推荐等级 Level B);2012年,加拿大心血管协会(CCS)及加拿大疼痛协会(CPS)顽固性心绞痛治疗指南中也将 SCS 治疗 RAP 收录其中(证据级别为 MQE,推荐等级 WR);2013年,欧洲心脏病学会(ESC)心绞痛治疗指南里,也阐述了 SCS 用于治疗 RAP 是安全可靠的(证据级别Ⅱb,推荐等级 Level B)。

大量 RCT 研究及 meta 分析也证实了 SCS 治疗 RAP 的有效性。1998年,Mannheimer 的 ESBY 试验(单中心,平行对照,RCT)比较了 SCS 与冠状动脉旁路移植术(CABG)治疗104例顽固性心绞痛患者的疗效(53例 SCS,51例 CABG),随访期为2年。两组患者心绞痛症状都有明显缓解,发作频率均明显下降。其中 CABG 组患者有更好的运动耐量,运动时 ECG 上表现出更小的缺血性改变。而 SCS 组患者表现出更低的死亡率及脑血管病的发病率。2006年,McNab 的 SPiRiT 试验(单中心,平行对照,RCT)比较了 SCS 与经皮激光心肌血运重建术(PMR)治疗顽固性心绞痛患者的疗效(SCS 组34例,PMR 组34例),随访期1年。随访期内,两组患者的心绞痛症状及运动耐量均有明显缓解,且组间比较无明显差异。2011年,Lanza 等人 SCS-ITA 试验(多中心,随机,单盲)中,25例顽固性心绞痛患者分为3组(SCS 组10例,"阈下 SCS"组7例,"虚假 SCS"组8例),随访期3个月内,SCS 组患者的心绞痛发作次数以及硝酸酯类药物用量均较其他组明显减少。RodS 等在 meta 分析中表明 SCS 治疗顽固性心绞痛患者的每48小时的心绞痛发作次数由5.5次下降到2.8次。

SCS 治疗顽固性心绞痛的机制目前尚不十分明确,相关临床试验及研究显示,可能与以下几点有关:

(1)SCS 可通过调节交感神经活动来产生一种抗缺血效应,改善局部心肌的缺血症状,增加缺血心肌处氧的供给,来达到减轻患者症状的目的。

(2)SCS 可通过调节冠状动脉血流的再分布,提升心绞痛的痛阈,从而大大减少患者心绞痛的发作频率。

（3）SCS可以激活内源性神经介质（如内啡肽，脑啡肽等）释放来产生神经调节效应，减轻患者的痛苦。

（4）大脑是疼痛调节的高级中枢，可将SCS的作用信号与心绞痛的信号进行整合，通过SCS产生的麻刺感来代替原有的疼痛感，使患者产生一种相对愉悦的感觉。

脊髓电刺激操作方法：患者取俯卧位，选取 $T_6 \sim T_8$ 节段，在X线透视下，设计穿刺路径，局麻下将Touhy穿刺针通过旁正中入路经皮刺破黄韧带，再将电极沿穿刺针送入硬膜外腔。在X线透视下定位，操纵导线将电极置入在 $T_1 \sim T_2$ 椎体水平处，电极长轴位于脊柱中线稍偏左。术中连接体外刺激器进行术中测试，与患者进行沟通，应使电流产生的麻刺感覆盖原有心绞痛的疼痛区域。

脊髓电刺激对RAP的缓解作用明显，但费用昂贵。且术后会经常带来一些并发症，大约有20％植入电极的患者会发生电极移位、电极损坏，以及造成硬膜外腔或皮下组织的感染，更有极少数患者还可发生椎管内血肿等严重并发症。

脊髓电刺激永久植入治疗RAP也有明确的禁忌证，如RAP患者长期服用抗血小板药物尚不能停药、局部感染严重、椎管内肿瘤、免疫系统缺陷、患者无法负担起高额费用（10万～20万人民币）等。

3.其他　还有一些其他外科及介入治疗手段，包括胸椎旁阻滞术、胸交感神经切除术、经皮激光心肌血运重建术（PML）、冠状动脉旁路移植术（CABG）等。

第四节　膈肌疼痛疾病

膈肌疼痛疾病主要有膈疝、膈肌麻痹、呃逆症、膈肌肿瘤及其他原因造成的膈肌损害。膈肌疾病比较少见，分原发性（即膈肌本身）、继发性（来自邻近组织和器官的疾病）两种。本节重点叙述临床常见的呃逆症和膈疝。

一、呃逆症

膈肌不但是分隔胸腹的器官，而且是主要的呼吸肌，担负着肺全部通气量的60％。人在平静呼吸时，膈肌上下运动的幅度约为1～2cm，深呼吸时升降幅度可达4～6cm。成人膈肌面积约为 $270cm^2$，它下降1cm，肺容积可增加约250～300ml。因此，膈肌发生病变时可影响肺的通气功能并引起呼吸困难。此外，膈下有胃肠和肝脏等脏器，膈肌病变可涉及这些器官并引起消化道症状。膈肌受膈神经(颈 3~5)的支配。膈中央部的病变可表现为下部胸痛和肩痛。

（一）定义

呃逆症,俗称打嗝,是膈肌和肋间肌等辅助呼吸肌的阵挛性不随意挛缩,伴吸气期声门突然闭锁,空气迅速流入气管内,发出特异性声音。绝大多数情况下,呃逆可以不经干预而自行停止。持续性呃逆是指连续 48 小时以上,顽固性呃逆是指持续一个月以上。难治性呃逆是指呃逆频繁或持续 24h 以上,多发生于某些疾病。

（二）病因及发病机制

(1)健康人可发生一过性呃逆,多与饮食有关,特别是饮食过快、过饱,摄入很热或冷的食物饮料、饮酒、饮碳酸饮料等,外界温度变化和过度吸烟亦可引起。

(2)中枢性机制:呃逆反射弧抑制功能丧失,器质性病变部位以延髓最重要,包括脑肿瘤、脑血管意外、脑炎、脑膜炎,代谢性病变有尿毒症、酒精中毒,其他如多发性硬化症等。

(3)外周性机制:呃逆反射弧向心路径受刺激。膈神经的刺激包括纵隔肿瘤、食管炎、食管癌、胸主动脉瘤等。膈肌周围病变如肺炎、胸膜炎、心包炎、心肌梗死、膈下脓肿、食管裂孔疝等。迷走神经刺激有胃扩张、胃炎、胃癌、胰腺炎等。

(4)其他:药物、全身麻痹、手术后、精神因素等,内耳及前列腺病变亦可引起呃逆。

（三）症状与体征

首先要鉴别是生理性还是器质性疾病引起,如疑有器质性疾病则按以下顺序检查。

1.全身及神经系统表现　注意生命体征、局部体征以及有无脑膜刺激征等。

2.局部表现　头颈部、胸部、腹部体征,各部位炎症以及有无肿瘤等。

（四）诊断

1.辅助检查

(1)影像学检查:有关部位和脏器的 X 线透视、摄片与造影,CT 或 B 型超声检查。

①发作中胸部透视可判断膈肌痉挛为一侧性或两侧性,必要时做胸部 CT,排除膈神经受刺激的疾病,做心电图判断有无心包炎和心肌梗死。疑中枢神经病变时可做头部 CT、磁共振、脑电图等。

②疑有消化系统病变时,进行腹部 X 线透视、B 型超声、胃肠造影,必要时做腹部 CT 和肝胰功能检查,为排除中毒与代谢性疾病可做临床生化检查。治疗原则首先是去除病因,并阻断呃逆反射弧。

（2）实验室检查：三大常规、生化检查等。

（3）电生理检查：包括心电图、脑电图、膈神经传导速度等。

2.鉴别诊断　呃逆病之呃逆，须同嗳气、干呕等症状鉴别。

（1）嗳气与短促冲击有声的呃逆不同。嗳气的声音沉长，为气从胃中上逆。呃逆的声音短促而频，其声发至喉间。

（2）干呕者，患者作呕吐状，但有声无物，或仅有少量涎沫而无食物吐出。干呕一般表现为食滞型、肝郁型、胃虚寒型、胃寒实型、胃虚热型、胃实热型等。

（五）治疗

1.非药物治疗

（1）简易法：如与患者分散注意力的交谈，疼痛或其他不适刺激，喝冰水、用纸袋或塑料袋罩于口鼻外做重复呼吸，喝大口水分次咽下，做 Valsalva 动作（即深吸气后屏气，用力做呼气动作），以阻断呃逆反射弧。

（2）机械刺激法：可用牵舌法（使患者伸舌用纱布包住向外牵引 3～5 分钟，同时作深吸气、屏气动作）或通过鼻腔插入软导管，一般插入 8～12cm，来回移动导管以刺激咽部，由于阻断呃逆反射环，常可使呃逆停止。

（3）指压法：治疗者双手拇指按压患者双侧眼眶上，相当于眶上神经处，以患者耐受为限，双拇指交替旋转 2～4 分钟，并嘱患者节奏屏气。

（4）揉压双眼球法：患者闭目，医生将双手大拇置于患者双侧眼眶上，按顺时针方向适度揉压眼球上部直到呃逆停止。若心率突然下降到 60 次/分以下，应停止操作。青光眼及高度近视者忌用，心脏病者慎用。

（5）吞食烟雾法：取一较长的圆形硬纸空盒，一端开口，把用火点燃之纸屑放入盒中，使其熄灭产生烟雾，立即将纸盒开口一端紧压口周，留出鼻孔，嘱患者张口做进食动作，把烟雾吞咽下去，忌用抽吸，吞咽 1～2min，呃逆可止。

（6）音频电疗法：使用音频电疗机，患者取仰卧位，两极板包数层湿纱布置于两肋弓下的上腹部。操作电流调节旋扭，调至患者有难以忍受的腹部抽动感为止，再稍回调至能忍受的毫安数为最大耐受电流（多在 40～80mA）。每次治疗 25min，每日 2 次，4 天为一疗程。

（7）颈交感神经节阻滞法：在胸锁乳突肌内缘与胸锁关节上 3～3.5cm 交界处进针，垂直并稍向内刺入 3～4cm，针尖可触及第六颈椎体前外侧，然后退针 2～3cm，注入 0.25％普鲁卡因 20～25ml，注意勿损伤周围组织。如成功可能出现同侧 Horner 综合征，这是因为阻断了神经传导有关，此法适用于各种原因所致的呃逆。

（8）膈神经阻滞法：穿刺时术者用左手拇指、示指捏起胸锁乳突肌，右手持穿刺针经皮丘沿胸锁乳突肌和前斜角肌的肌间沟平行、缓慢进针,在胸锁乳突肌下面向后内方向刺入深度约 2.5～3cm,出现刺破浅筋膜的感觉,同时可有阻力消失即可,不用刻意寻找异常感。回吸无血、无气和脑脊液,即可注入 1% 利多卡因 8～10ml 或 0.25% 布比卡因 6～8ml。

2.针灸或穴位注药疗法

(1)针灸:内关、合谷、中脘、膈俞、足三里、三阴交等穴。

(2)维生素 B_1、维生素 B_6 内关穴位注射:用 5ml 注射器,7 号针头,抽吸以上两药各 2ml(剂量分别为 100mg、50mg),垂直刺入内关穴,有针感后,回抽无血即快速注药,每穴注射 2ml,无效者 2h 后重复 1 次。

(3)阿托品、爱茂尔内关穴注射:用阿托品 0.2mg,爱茂尔 0.5ml 混合液用于内关穴注射,方法同上,若效果差,6h 后在对侧重复注射,青光眼及前列腺肥大者慎用。

(4)阿托品足三里穴位注射:常规消毒皮肤将阿托品 0.5mg 分注两侧足三里穴,方法是直刺穴位 1.5～2cm 用强刺激法,使患者感酸胀后缓注。

3.药物治疗

(1)甲氧氯普胺:10mg 静脉注射,以后每 6h 口服或肌内注射 10mg。

(2)氯丙嗪:25mg 口服或肌内注射,每日 3 次。

(3)苯妥英钠:200mg 缓慢静脉注射(5 分钟以上),以后 100mg 口服,每日 4 次。

(4)盐酸丙米嗪:开始每次 25mg,每日 3 次,后逐渐加量,一般增至 225mg/d 时呃逆停止。

(5)钙阻滞剂:尼群地平 60mg、硝苯啶 10mg,每日 3 次。

(6)东莨菪碱:每次 0.3～0.6mg 肌内注射,6～12h 1 次,直至呃逆停止。

(7)哌甲酯:治疗呃逆机制尚不清楚,可能是通过中枢-内脏神经的调节作用,或使膈神经过度兴奋而达到抑制状态。肌内注射每次 20mg,2h 后重复,呃逆反复发作者可重复应用。

(8)华蟾素:具有细胞保护和免疫调节作用,对呃逆作用机制尚不清楚。2～4ml 肌内注射,每日 2～3 次。对胃癌、肝癌、冠心病、肺心病、脑血管病伴呃逆者有较明显疗效。

(9)利多卡因:首先给予 100mg 静脉注射,后以每分钟 2～3mg 静脉滴注,效果不佳者,半小时后再给 100mg 加入 Murphy 滴管,必要时可重复 3 次,呃逆控制后,维持静脉点滴 1～2 日。作用机制可能与其对外周和中枢神经传导阻滞有关。

4.体外膈肌起搏活动　应用体外膈肌起搏器,以中等刺激每分钟 9 次,每日 30～45min,<u>直至呃逆停止</u>。复发者可每日治疗 1 次。该方法可能通过反馈作用抑制呃逆反射中枢,使膈肌有规律地收缩。

二、膈疝

膈疝系指腹内脏器经由膈肌的薄弱孔隙、缺损或创伤裂口进入胸腔所致。膈疝分为创伤性膈疝与非创伤性膈疝,后者又可分为先天性与后天性。非创伤性膈疝中最常见者为食管裂孔疝、胸腹裂孔疝、胸骨旁疝和膈缺如等。食管裂孔疝是膈疝中最常见者,达 90％以上。形成食管裂孔疝的病因尚有争议,少数发病于幼年的患者有先天性发育障碍的因素。但近年来,多认为后天性因素是主要的,与肥胖及慢性腹内压力升高有关。

(一)病因与发病机制

1.外伤　胸部外伤,尤其胸腹联合伤引起膈肌损伤,从而出现膈肌的局部薄弱乃至破裂,在腹腔压力升高的情况下,腹腔脏器通过该部位疝入胸腔。

2.腹内压力增高因素　胸腹腔内的压力差异和腹内脏器的活动度;各种引起腹内压力增高的因素,如弯腰、排便困难和妊娠等,均可促使腹内脏器经膈肌缺损和薄弱部进入胸内。近年研究营养不良对呼吸肌的影响,认为蛋白质摄入不足可使膈肌重量减轻,收缩力减弱,导致呼吸流量的减少。某些结缔组织病,如系统性红斑狼疮亦可损及膈肌,引起病理改变,影响肺通气功能。对营养不良患者给予充足的蛋白质,积极控制红斑狼疮等疾病,均可使膈肌恢复功能。

3.食管裂孔扩大因素　随着年龄增长,膈肌肌张力减退和食管韧带松弛,使食管裂孔扩大,贲门或胃体可以经扩大的食管裂孔突入后纵隔。

4.先天性　先天性膈肌融合部缺损和薄弱,在腹腔压力升高的情况下,腹腔脏器通过该部位疝入胸腔。而引起膈疝。

(二)症状与体征

由于腹腔脏器异位进入胸腔,可以改变胸腔内的负压状态,压迫肺组织,导致纵隔移位,急性者可引起明显的急性呼吸困难、低氧血症等,严重者常致死。慢性者可以没有明显的临床表现而仅表现为纵隔肿物,部分可导致肠梗阻、肠绞窄而出现症状。

1.创伤性膈疝　患者症状较为严重。除胸部外伤症状外,尚可伴有腹内脏器破裂引起出血、穿孔和胸腹腔严重污染。左膈肌破裂,膈下脏器可通过膈裂口疝入胸腔,引起胸部剧痛,并可放射至同侧肩部和上臂部,有时有上腹部疼痛或腹肌紧张。由于疝入胸内脏器的占位，压迫肺组织和心脏，纵隔向对侧移位，使肺容量明显减少，患者出现气急和呼吸困难，严重时有发绀，心脏移位使大静脉回心血流受阻，心搏出量减小，引起心率加快、血压下降，甚至导致休克状态。如疝入胸内脏器发生梗阻或绞窄时，可出现腹痛、腹胀、恶心呕吐和呕血便血等梗阻症状，严重者可引起中毒性休克。体格检查发现患侧胸部叩诊呈浊音或鼓音，呼吸减弱或消失，有时可听到肠鸣音。

2.先天性膈疝　主要按疝的位置、大小、疝的内容物和疝入胸内脏器功能的变化而异。胸骨旁裂孔疝因裂孔较小，常在成年后才出现症状，主要表现为上腹部隐痛、饱胀不适、食欲缺乏、消化不良、间歇性便秘和腹胀，上述症状易被忽视而误诊为消化道疾病，偶尔X线检查时，可发现胸骨后存在胃泡和肠曲阴影而被确诊。如疝入小肠或结肠发生嵌顿，则可产生急性肠梗阻或肠绞窄的临床症状。

（三）诊断

结合临床表现，查体及X射线对胸部、膈肌本身或胃、肠的详细检查。膈疝与膈膨出一般不难鉴别，膈膨出病例的膈肌完整，仍在升高的腹腔内脏之上。疑诊的膈膨出或肿瘤等，可作人工气腹（将消毒空气直接注入腹腔）后的X射线检查，鉴别膈上、下及膈肌本身病变。疑难病例可做CT检查。

1.胸部正侧位片检查　不可复性食管裂孔疝在正侧位胸片上分别显示纵隔内及心影后方含气液面的囊腔影；胸骨旁裂孔疝也可显示为右心膈角区密度不均匀的片状致密阴影；胸腹膜裂孔疝显示左侧肺野内蜂窝状透亮影，并与腹部肠道气体连续；胸骨旁裂孔疝显示右心膈角区含气体或实性团块阴影；创伤性膈疝的X线征象为左侧胸腔内胃泡影，且胃泡气体延续至腹部。

2.钡餐检查　滑动性食管裂孔疝显示食管胃角增大，胃食管前庭段管腔增宽及贲门上移；不可复性食管裂孔疝显示短食管下接一扩大的膈上疝囊；胸腹膜裂孔疝显示胃及部分小肠疝入左侧胸腔内；胸骨旁裂孔疝显示结肠肝曲疝入右侧胸腔，疝囊颈部肠管互相靠拢；创伤性膈疝显示部分胃腔疝入左侧胸腔内。

3.胸部CT　平扫创伤性膈疝显示胸腔水平见胃泡影，轮廓光滑，含服对比剂时，胃泡内可有阳性对比剂，食管裂孔疝的CT征象为食管前方的胃肠道组织影像。

（四）治疗

膈肌疾病的治疗主要是外科手术，包括胃肠减压以减轻纵隔移位、补充体液、保持电解质酸碱平衡、正压辅助呼吸以及手术修补膈肌缺损等。其中手术修补是最根本的治疗措施。急性患者常需急诊行膈肌修补术。而采用胸腔镜手术可以减少创伤,增加患者的耐受性,改善预后。

1.创伤性膈疝　胸腹联合伤的患者,症状严重,病情紧迫,除作必要的急救处理外,应积极作好手术前准备,纠正休克,处理张力性气胸和及时作胸腔肋间引流。呼吸困难者应行气管切开术,控制胸壁反常呼吸,待一般情况好转后进行剖胸或剖腹探查手术。手术的途径应视胸部或腹部损伤部位和范围、有无异物及其在体内存留的部位来决定。一般采用伤侧胸部切口进胸,探查胸腔后扩大膈肌伤口,进行腹内脏器修补术,然后将腹部脏器回纳入腹腔,缝闭膈肌切口。如损伤累及腹部且损伤范围较广,胸部切口探查有困难时,应毫不犹豫地将切口伸延至腹部,探查腹内脏器情况,并作必要的手术。对于非穿透性创伤,如患者症状不重,可细心观察。对于晚期创伤性膈疝可作择期手术。

2.先天性膈疝　先天性膈疝一旦明确诊断,应尽早施行手术治疗,以免日久形成粘连或并发肠梗阻或肠绞窄。婴幼儿患者术前应放置胃肠减压管,以免麻醉和手术过程中,肺部进一步受压而导致严重通气功能障碍。胸骨旁裂孔疝采用高位腹部正中切口作疝修补术,疝入胸骨后内容物大多数系大网膜或部分胃壁,因此将上述内容物回纳腹腔一般并无困难。切除多余疝囊后,用丝线把腹横筋膜缝合于膈肌及肋缘上以修补缺损。胸腹裂孔疝或膈肌部分缺如,可采取进胸或进腹途径。胸部切口手术野显露较好,便于分离粘连和回纳腹内脏器,膈肌的修复也较方便。膈肌部分缺如可采用瓦叠法或褥式缝合。如膈肌缺如较大,可在膈肌附着于胸壁处游离后,按上述方法修复膈肌缺如,必要时可覆以合成纤维织片加固缝合。采用经腹途径则取正中腹直肌切口,回纳腹腔脏器后,经膈下缝补膈肌缺损。腹部切口仅缝合皮下和皮肤,待术后 7～10 天再缝合腹膜,术后胃肠减压及肛管排气极为重要。

第三章　神经病理性疾病疼痛

第一节　三叉神经痛

三叉神经痛在病因上通常可分为原发性和继发性两种。原发性三叉神经痛病因尚不明确。继发性又称症状性,是指由三叉神经本身或邻近组织的病变而引起疼痛的发生,同时伴有神经系统体征,其病因多种多样,有血管性病变、肿瘤性病变、颅骨的畸形以及多发性硬化等。而原发性三叉神经痛在临床上更为常见,通常所说的三叉神经痛即指原发性三叉神经痛。

原发性三叉神经痛是一种临床上常见的、顽固的、异常痛苦的疼痛性疾病。有些患者反复发作数十年不得治愈。本病的主要特点是在三叉神经分布区内出现阵发性剧痛,患者往往难以忍受,严重影响生活和工作。本病诊断较容易,但治疗棘手,是多学科临床研究的热点问题之一。

一、有关解剖

头面部的疼痛传导通路由以下几个环节构成:①第一级神经元,位于半月神经节,周围突随三叉神经分支分布于头面部皮肤及眼-口-鼻腔黏膜,中枢突上传入脑桥的第二级神经元;②第二级神经元,位于三叉神经脊束核(司痛觉、温觉),经丘系交叉到对侧脑桥被盖腹侧,传入第三级神经元,形成三叉丘系;③第三级神经元,位于丘脑腹后内侧核,经内囊后肢沿丘脑中央辐射到达中央后回下部的感觉中枢。

三叉神经自半月神经节发出,三大分支分别为眼神经、上颌神经和下颌神经。

眼神经是最小的一个分支,属于感觉神经。从半月神经节前上内侧分出,向前穿经海绵窦外侧壁,经眶上裂入眶,入眶前分为额神经、泪腺神经和鼻睫神经。眼神经还有与动眼神经、滑车神经和展神经等感觉纤维的交通支。额神经入眶后前行经上睑提肌和骨膜间分为眶上神经和滑车上神经。分布于额部、上眼睑头皮前部的皮肤,眶上神经纤维末梢可延伸至颅顶部。眼神经最内侧的分支是鼻睫神经,出眶后发出睫长神经、滑车下神经,终支是筛前神经。睫长神经自鼻睫神经发出,从视神经的内、外侧入眼球,包含鼻孔开大肌的交感纤维、虹膜的感觉纤维。筛前神经穿过筛前孔到颅窝,分布于硬脑膜后穿筛板入鼻腔。

上颌神经由半月神经节前部经圆孔出颅,入翼腭窝,穿眶下裂入眶,终支为眶下神经。上颌神经在翼腭窝内发出数支神经分支,有翼腭神经、颧神经、眶下神经和牙槽神经后支。与颜面部疼痛相关的上颌神经分支有:①下睑支(分布于下睑的皮肤及黏膜);②鼻外支(分布于鼻外侧皮肤);③鼻内支(分布于前庭皮肤);④上唇支(分布于上唇及附近颊部皮肤和黏膜)。上颌神经最大的终支为眶下神经。

下颌神经后股主要是感觉神经纤维,包括属于感觉的舌神经、耳颞神经和只含一小束运动纤维的下牙槽神经。舌神经走终支分布于舌黏膜深层,支配舌体的前2/3黏膜感觉。下行时与面神经的鼓索神经分支相交通。下牙槽神经为下颌神经后股最大的一支,在下颌骨的内侧面进入下颌骨管,向前分出分支到犬牙、切牙、下磨牙和前磨牙。在出颏孔前分为两支:一支为颏神经出颏孔,另一支仍在下颌管中前行,称为切牙支,形成下牙丛和较小的下唇支,支配下唇部的感觉。颏神经末梢分布于下唇及相应的口角至中线的牙龈。耳颞神经分出耳支和颞支,分布于颞区和头皮的外侧皮肤,走行中也发出小分支到下颌关节、外耳道、鼓膜、耳屏、耳郭上部和颞下颌关节、腮腺以及顶部的皮肤。此外还有分支支配汗腺分泌、小血管运动和腮腺分泌功能。

二、发病机制

原发性三叉神经痛病因尚不明确,关于其发病机制存在以下几种假说。

1.血管压迫假说　三叉神经的中枢轴突受血管压迫,特别是神经根入脑桥处受压迫被推断为大多数三叉神经痛患者可能的病因。神经脱髓鞘可能改变了三叉神经的电活动。血管压迫合并神经脱髓鞘或神经损伤几乎见于所有需手术的患者。当血管(大多数是动脉,偶尔是静脉)由神经处分离或去除微血管压迫,患者的阵发性疼痛几乎立即消失。磁共振成像研究术前血管神经关系,显示需外科手术患者血管和三叉神经有接触的比例很高。同时研究显示无症状的对照组中有6%~32%的神经血管有接触。

2.结构损伤假说　结构损伤导致的病理过程涉及疼痛时的功能、生化、形态水平变化。研究神经痛涉及鞘磷脂和免疫细胞,其病理生理作用是直接通过神经信号起作用或通过炎症介质或生长因子间接起作用。但是,对于三叉神经痛来讲,其在神经元和非神经细胞的病理生理改变还未完全阐明。

3.三叉神经节病变假说　最近由 Rappaport 和 Devor 提出的三叉神经节病变

假说包括癫痫活动、回路环、神经元间联系以及中枢联系的改变等,几乎能用以阐述三叉神经痛所有的临床特性。他们假设血管压迫产生三叉神经根损坏,导致一小部分三叉神经节神经元过度兴奋,以此作为燃烧点,引起更多的神经节受累。

4.受体异常假说 松扎大鼠下牙槽神经模型造成慢性窄缩性神经损伤,会导致大鼠一系列行为异常,表现为其三叉神经感觉异常或感觉迟钝和机械性痛觉过敏。这种痛觉过敏持续至术后 60d。该疼痛模型已被广泛用于三叉神经痛的研究。

在上述模型上,巴氯芬对机械刺激引起的过度反应有对抗作用,能部分减轻痛觉过敏,但其剂量已超过其能避免运动协调障碍的剂量。巴氯芬抗痛觉过敏的作用能被 CGP35348 完全拮抗,故其完全是通过 GABAB 受体起作用的。

实验证据表明激动 α_2 肾上腺受体能使三叉神经节神经无超极化,产生抑制性作用。另外,证实 α_2 肾上腺受体的 mRNA 信号在单一三叉神经节的神经元细胞内表达。在没有神经损伤的情况下,无论是在三叉神经元细胞胞体或是初级传入终末,激动 α_2 肾上腺受体在三叉神经系统会对伤害性传递有抑制作用。

有研究报道显示,腹腔内急性注射 5-HT$_{1A}$ 受体的激动剂 F13640 和 F13714,在三叉神经下牙槽神经松扎模型中能产生显著的镇痛作用。提示 5-HT$_{1A}$ 受体的激动剂可能在三叉神经痛的机制中起作用。

5.炎性介质改变假说 有报道称,IL-6 和 NGF 与三叉神经损伤后的机械性痛觉过敏有关,因此,IL-6 和 NGF 的释放可能部分参与从损伤的三叉神经处异位释放。

三、临床表现

三叉神经痛患者主要表现为在三叉神经分布区内反复发作的阵发性剧烈疼痛。主要见于中老年人,女性略多于男性。疼痛大多为单侧,以面部三叉神经一支或几支分布区内、骤然发生的闪电式剧烈面部疼痛为特征,患者常描述成撕裂样、触电样、闪电样、针刺样、刀割样或烧灼样剧痛。以三叉神经第 2 支、第 3 支发病率最高。疼痛以面颊、上颌、下颌、唇部或舌部最明显。在上唇外侧、鼻翼、颊部、舌尖等处稍加触动即可诱发,故称"扳机点"。三叉神经痛的发作常无预兆,疼痛历时数秒至数分钟。突发突止,间歇期完全无痛。重者发作时在床上翻滚,并有自杀倾向。每次发作时间由几秒钟到几分钟不等。一般神经系统检查无阳性体征。

四、诊断依据

三叉神经痛的诊断一般不难。诊断主要依据患者的临床表现,一般不需要特殊的辅助检查,当怀疑为继发性三叉神经痛时,应有针对性地进行相关辅助检查如颅脑 CT、MRI 等。三叉神经痛的主要诊断要点为:

(1)发痛部位为三叉神经或其某一分支或某几分支的分布区。

(2)多为突然发作的阵发性剧烈疼痛,不发作时绝大部分患者完全无痛,仅极少数重症患者仍有轻度疼痛。

(3)大多数患者有明确的"扳机点",即触发点,刺激这些部位可引起疼痛发作,但发作刚过去有短暂不应期,即短期内再刺激"扳机点"可暂不引起发作。

(4)95％以上的三叉神经痛患者为一侧发病。

(5)疼痛发作时不合并恶心、呕吐等伴随症状。

(6)一般抗炎镇痛药完全无效。

(7)迁延不愈,病程冗长。

五、鉴别诊断

虽然三叉神经痛的诊断并不难,但误诊仍时有发生。本病应注意与下列疾病相鉴别。

1.三叉神经支炎　属于继发性三叉神经痛,此病多发生于眶上神经分布区,亦为持续性剧痛,发作后数日,部分患者额部出现带状疱疹。少数患者可累及眼神经主支而发生角膜炎与溃疡。病原体是一种病毒。此病有自限性,大多在 1～3 周自行痊愈。消炎镇痛药物、维生素或局部外用双氯芬酸软骨、注射糖皮质激素溶液等治疗皆有效。

2.牙源性三叉神经痛　属继发性三叉神经痛,临床常可遇到将本病误诊为牙痛的,应详细检查牙部有无病变。牙源性三叉神经痛的阵发性不明显,但仍有明显的"扳机点";牙痛无"扳机点",另外牙痛的发作与食物冷热关系很大。

3.副鼻窦炎或肿瘤　上颌窦、额窦、筛窦疾病患者均可引起头面部疼痛。鉴别时应特别注意:鼻腔检查,注意两侧是否通畅,细查各鼻窦的投影点有无压痛;鼻腔有无分泌黏液或脓液;疼痛的发作性是否明显;上额窦癌患侧面部可有肿胀;上颌窦及额窦的透光检查阳性;影像学检查有助于明确诊断。

4.半月神经节附近的肿瘤　发生于半月神经节和小脑脑桥角处的肿瘤并不罕见,如听神经纤维瘤、胆脂瘤、血管瘤、脑膜瘤或皮样囊肿等,这些肿瘤引起的疼痛一般并不十分严重,不像三叉神经痛那样剧痛发作,而是轻中度持续性疼痛。另外,可同时伴有外展神经麻痹、面神经麻痹、耳鸣、眩晕、听力减退、三叉神经支感觉减退,以及颅内压增高的症状,如头痛、呕吐和视盘水肿等。颅底 X 线检查,岩骨尖区或内耳道区有骨质破坏。CT、X线造影检查有助于诊断。

5.膝状神经节痛　膝状神经节在发出鼓索神经之前,发出岩大浅神经,以副交感神经纤维支配泪腺,同理泪腺分泌。中间神经主要司理舌前 2/3 的味觉及耳鼓膜和外耳道后壁的皮肤黏膜感觉,也有部分纤维司理颌下腺、舌下腺及口、鼻腔黏液腺的分泌。膝状神经节神经痛为阵发性,但发作时痛在耳内深部,向其附近的眼、颊、鼻、唇等多处放射,并在外耳道后壁有"扳机点"。这些患者多合并面神经麻痹或面部抽搐,并有时在软腭、扁桃体窝及外耳道等处发生疱疹并导致味觉丧失。

6.舌咽神经痛　疼痛亦为阵发性,大多在吞咽时诱发。疼痛从扁桃体区及舌根部起,向外耳道、耳前、耳后、耳郭或患侧面部放射。发作时患者多习惯用手压迫下额角下方。舌根背面外侧及扁桃体处可有"扳机点",颈外皮肤则无"扳机点"。吞咽动作、说话及转头、大笑均可诱发剧痛,吞咽酸、苦食品时尤甚。发作时易出现心动过缓或眩晕。患病年龄多在 35~65 岁。该病较为少见,发病率约为三叉神经痛的 1%。以 1% 丁卡因液涂布咽后壁或扁桃体区的"扳机点"可停止疼痛发作。此外,三叉神经痛发作部位在舌尖及舌缘亦可作为鉴别点。

7.偏头痛　偏头痛是周期性发作、轻重不同的单侧头痛,有时亦表现为前额部头痛。此病发作前多有先兆,如同侧眼看到闪光或视力减退,甚至一过性同侧偏盲。头痛发作时间可持续数小时至数日不等。发作多有一定的时间规律。难以确诊时可试验性口服麦角胺治疗有助于鉴别。

六、治疗

由于三叉神经痛的病因和病理改变至今还不清楚,因此治疗的目的应是长期镇痛。镇痛的方法多种多样,可分为无创和有创两类治疗方法。无创治疗方法包括药物治疗、中医治疗、针灸疗法、物理治疗等,适用于病程短、疼痛较轻的患者,也可作为有创治疗方法的补充治疗方法。有创治疗方法主要包括注射疗法、射频热凝疗法和手术疗法。

1.药物疗法

(1)卡马西平:别名痛惊宁、叉癫宁、酰胺咪嗪,为咪嗪类抗癫痫药,亦为传统抗三叉神经痛药。口服,开始每日 2 次,以后可每日 3 次。每日 0.2~0.6g,分 2~3 次服用,每日极量 1.2g。其不良反应有头晕、嗜睡、厌食、失眠、皮疹、肝功能损害等。此药可与 0.1g 苯妥英钠同服。

(2)苯妥英钠:别名大仑丁,为白色粉末,无臭,味微苦。易溶于水,几乎不溶于乙醚或氯仿,在空气中易潮解。本品为乙内酰脲类抗癫痫大发作和抗精神运动性发作药,对大脑皮质运动区具有高度选择性抑制作用。除可用于三叉神经痛外,也可用于抗高血压、抗心律失常及维持和预防癫痫发作。用于三叉神经痛,口服,每次 100～200mg,每日 2～3 次;用于心律失常,每次 100～200mg,每日 2～3 次;用于高血压,每次 100mg,每日 3 次;防止癫痫大发作和精神运动性发作,每次 50～100mg,每日 3 次。

2.三叉神经痛注射疗法　三叉神经周围支阻滞是治疗三叉神经痛的常用方法。注射部位主要是三叉神经分支通过的骨性孔道,如眶上孔(眶上切迹)、眶下孔、下齿槽孔、颏孔、翼腭孔等。所用药物包括局麻药、无水乙醇、苯酚溶液、多柔比星、链霉素等。三叉神经周围支注射治疗的效果与操作者的技术水平、患者的病情程度以及局部解剖变异等因素关系密切。

(1)眶上神经阻滞术

①穿刺操作方法:患者取仰卧位,在眶上眉毛外、眼眶上缘中、内 1/3 交界或离正中线 2.5～3cm 处扪及切迹或用棉签触压眶缘找到放射性痛点的位置,皮肤消毒及局部麻醉后,采用 5 号针头自切迹或压痛点垂直刺入皮肤直达骨面,若无放电样感,则调整针头方向在附近寻找,出现放射痛时注药则效果较好。

②常用药物:常用 1%～2%普鲁卡因或 1%利多卡因及神经阻滞合剂等。神经破坏药则可选用 95%乙醇、无水乙醇或苯酚制剂。

③适应证:适用于三叉神经第 1 支痛局限于眶上神经分布区者。单纯局麻药阻滞也可用于治疗前额部带状疱疹后遗神经痛和头痛。

④并发症:注药后常有上眼睑水肿,多在数日内消退。故注射前应先与患者详细说明。注射乙醇后,少数患者残留局部疼痛可达 2 周,严重者可局部注射利多卡因数次以缓解。

(2)眶下神经阻滞术

①穿刺操作方法:患者仰卧,头取中立位。局部皮肤消毒后,操作者戴无菌手套,先在眶下缘正下方 1cm、距鼻中线 3cm 处扪及眶下孔。或采用连线定位方法:由眼外眦到上唇中点连一直线,再由正视前上方时瞳孔中点向同侧口角连一直线,两线的交叉点即为眶下孔的体表投影点。自眶下孔标志的内下方,约位于鼻翼旁 1cm 处以 5 号细短针头刺入皮肤,同时用另一只手的示指压住眶下缘,以防针尖滑向上方而伤及眼球。然后使针尖向上、后、外方向倾斜穿刺,直达眶下孔附近骨面,以针尖在周围轻轻试探并寻找眶下孔。当针尖滑入骨孔时可有落空感,患者随即出现放射样疼痛。然后使针尖与外、上、后方成 40°～45°时沿眶下孔缓慢深入约 5mm,回吸试验无血,先注入 1%利多卡因 0.5～1ml,待眶下神经分布区出现麻木

后,再缓慢注射95%乙醇或无水乙醇0.5～1ml或其他药物。

②适应证:适用于三叉神经第2支痛局限于眶下神经分布区者。

(3)后上齿槽神经阻滞术

①后上齿槽孔的解剖:上颌骨的后侧即颞下面的最突出部分为上颌结节,后上齿槽孔即位于此结节上。该孔是后上齿槽神经进入上颌骨而达臼齿的必经之路,多数为单孔,少数变异为2～3个,个别亦可缺如。

②穿刺操作方法:患者取仰卧位,头部转向健侧。穿刺点在颧骨下缘与齿槽嵴夹角处,即相当于过眼眶外缘的垂线与颧骨下缘的交点。局部消毒后,先用手指将附近皮肤向前下方拉紧(有利于下一步进针时针尖朝内侧倾斜),继之以5号针头自穿刺点稍向后、上、内方刺入直达齿槽嵴的后侧骨面。然后紧贴骨面缓慢深入2～2.5cm,即达后上齿槽孔附近,一般情况下很少出现放电样疼痛。回抽试验无血,先注入1%利多卡因2ml,待臼齿出现麻木感后,再注射95%乙醇或无水乙醇1ml或其他药物。

后上齿槽神经阻滞还可经口腔入路穿刺。患者取仰卧位,局部消毒后,用10cm长、中部弯曲成约150°的针头,在第2～3臼齿间隙上的黏膜皱襞处以45°向后上方刺入,并紧贴骨面深入至2.5～3cm即达上颌结节。有人认为此法较容易发生感染,在采用乙醇进行阻滞时应注意。

③适应证:适用于三叉神经第2支痛局限于后上齿槽神经分布区患者。

④并发症:乙醇阻滞后易发生局部肿胀、轻微血肿,可自行消退。

(4)上颌神经阻滞术

①上颌神经的解剖和定位:上颌神经主干经圆孔穿出颅腔至翼腭窝,并在此处开始发出分支。由于圆孔穿刺非常困难,而且可发生严重并发症,故上颌神经阻滞一般在翼腭窝处穿刺。翼腭窝位于颅底下面、眼眶后方、颞下窝内侧,内有上颌神经、蝶腭神经节、上颌内动静脉以及填充其间的脂肪组织。此窝为宽0.3～0.4cm、深约1cm的裂隙,呈漏斗状,尖端朝下。其前壁由上颌骨后面内缘与腭骨眶突构成,经此处的眶下裂向前与眼眶相通;后壁为蝶骨翼突及大翼,上端由圆孔向后通颅腔,另有翼管与破裂孔相通;内壁为腭骨垂直板,经上面的蝶腭孔向内通向鼻腔;外侧为空隙,即翼上颌裂,经此处向外通向颞下窝;顶盖由蝶骨体和大翼根部构成;而翼腭窝的下端则缩窄为翼腭管,向下经腭大孔和腭小孔与口腔相通。上颌神经位于翼腭窝的上部深处,蝶腭神经节位于神经干下方约2mm处。

翼腭窝外侧开口称翼颌裂,又称镰状裂,上宽下窄,长约1.5cm,最宽处约0.5cm。此裂距离颧弓的颧颞缝(相当于颧弓中点)下缘约4cm。

腭大孔居于硬腭后部,上颌骨齿槽突与腭骨之间,在末位臼齿的内侧,即生有第3臼齿者,在该齿内侧,否则在第二臼齿内侧。该孔距硬腭后缘约0.5cm,距腭正中缝和上臼齿齿槽缘距离大致相等。由腭大孔经翼腭管至圆孔的距离约3cm,翼腭管的长度为0.8~2cm。最窄处横径仅1.5~3mm,其轴向近于矢状位,与上臼齿咬合面约成135°。

②穿刺操作方法:常用方法有以下3种。

侧入路:患者仰卧,头转向健侧。穿刺点定于颧弓下缘中点的乙状切迹处,约为眼眶外缘与外耳道连线中点的下方。以7号长8cm的针头自该点垂直刺入,进针深度4cm左右即可触及骨面,为蝶骨翼突外侧板,标记进针深度。然后退针2cm,稍调整方向朝前方重新刺入,直至针尖滑过翼外骨板前缘,再继续进针0.5cm即进入翼腭窝。进针不可过深,以免刺入鼻腔或眶下裂。若出现上颌部放射性疼痛,立即固定针头,并使针斜面向上,回抽无血,注入1‰利多卡因1ml。待上颌部麻木又无眼肌麻痹后,再注射95%乙醇或无水乙醇0.5~1ml,或用其他药物。

前侧入路:体位同上。穿刺点定于颧骨下缘最低点,即经眼眶外缘的垂线与颧骨下缘交点。以7号长8cm的针头自该点皮肤向后、上、内方刺入。从侧面看,针头应朝向颧弓下缘中点,并且应紧贴上颌骨的骨面渐向内方深入。进针约2cm即达上颌结节,然后继续沿骨面进针,大约至4cm后即可出现落空感而滑入翼腭窝。有时可因进针的角度偏外触及翼突外板基底部而受阻,应退针少许,并调整方向使针尖稍偏内侧重新进针,直至滑过翼突前缘。然后继续深入0.5cm即可触及神经而出现放电样疼痛,由此处至皮肤的距离一般不超过5cm。注药方法和剂量与侧入路相同。注意穿刺针不可刺入过深,以免刺入眼眶内引起眼外肌麻痹,甚至影响视神经导致失明。

经口腔腭大孔穿刺法:患者取坐位,头向后仰,尽量张口。穿刺点在腭大孔稍前方。腭大孔位于末位臼齿(第3或第2)内侧的硬腭上,如从该臼齿舌面向腭正中缝虚拟划一垂线,则中、外1/3交界处即为腭大孔。若上臼齿脱落,则可靠硬腭的后缘确定腭大孔的前后位置,该孔多在硬腭后缘前方0.5cm处。口腔黏膜消毒和局部麻醉后,采用长细针头(事先在距离针尖4cm处弯成约135°的钝角)自腭大孔的稍前方由前下向后上方穿刺,若遇骨面受阻,则用针头在附近试探进针,直至针尖经腭大孔落空滑入翼腭管内。在翼腭管内继续缓慢进针2.5~3cm,可出现放电样疼痛,即表明已达翼腭窝并触及上颌神经。注药方法和剂量同上。

遇有翼腭管弯曲或异常可导致穿刺失败。此外,尚可因局部感染导致硬腭黏膜溃疡,应严格无菌操作,治疗后3d内口服抗生素以预防感染。

(5)颏神经阻滞

①操作方法:患者仰卧,头转向健侧。扪及颏孔的位置并标记。皮肤消毒和局部麻醉后,由标记点的后外上方并与皮肤成45°向前下方穿刺直达骨面,可刺入颏孔并出现放电样疼痛。否则,可略退针,用针尖在附近骨面寻找颏孔,直至进入孔内,针尖可进入颏孔内0.5～1cm,回吸无血,先注入1%利多卡因1ml,观察数分钟出现下唇和颏部的皮肤感觉减退后,缓慢注射95%乙醇或无水乙醇0.5～1ml或其他药物。注射药物时,应用手指压紧颏孔周围软组织,以防止乙醇流到孔外,损伤周围组织引起疼痛。

②适应证:适用于原发性三叉神经第3支痛,主要痛区及触发点位于颊部、下唇及其附近黏膜者。

(6)下齿槽神经阻滞

①操作方法

口外法:患者仰卧,肩下垫薄枕,头转向健侧并略向后仰。穿刺点定于下颌骨下缘稍下偏内,下颌角前方1.5～2cm处。左手示指紧贴下颌骨后缘(右侧穿刺指尖朝上,左侧则朝下),以指示进针方向。右手持针由穿刺点刺入皮肤达下颌骨内侧面,与左手示指平行并沿骨面向上缓慢进针3.5～4cm,出现放电样疼痛,则表示已达下颌孔。回吸无血,即可注入1%利多卡因1～2ml,待下颌部麻木后,再注入95%乙醇或无水乙醇0.5～1ml。

口内法:患者坐位,头后仰并尽量张口。在臼齿的后方可见一尖端朝上、面向前内方的臼齿后三角。其外斜边为下颌前缘,较锐利,在第三臼齿外侧;其内斜边则为下颌支另一骨缘,较圆钝,在臼齿之后,向后即为较平坦的下颌支内侧面。穿刺点取臼齿咬合面的上1cm的内斜边处(如为牙脱落者,则可选上、下齿槽缘间线中点水平的内斜边处)。自穿刺点黏膜由前内向后外方进针直达骨膜,如未遇到骨质,则表示针头过于偏向内侧。最后,将针头紧贴下颌支的内侧骨面、与下臼齿咬合面平行方向缓慢进针1.5～2cm,待出现颏部放射痛,即表示已触及下齿槽神经。注药方法及剂量同上。

②适应证:适用于原发性三叉神经第3支痛,其主要痛区和触发点位于下臼齿、颊部及其附近黏膜,或经颏神经阻滞失败或无效者;下齿槽神经分布区的继发性疼痛,如癌痛、带状疱疹后遗痛等;下颌部口腔科治疗操作的局部麻醉。

③并发症:偶有反射性下颌挛缩,不需特殊处理,可自行缓解。

(7)下颌神经阻滞:在颅底卵圆孔附近阻滞下颌神经,可使该神经分布区感觉丧失。针尖可不进入卵圆孔内,但有时乙醇能在神经支内向上扩散,进入半月神经节,由此也可获得半月神经节阻滞的长期镇痛效果。

①卵圆孔的解剖和定位:卵圆孔位于蝶骨大翼后部,多在蝶骨翼突外板后缘的后侧或后内侧,少数位于其后外侧。国内一组 1284 个颅骨卵圆孔及其周围结构的观察与测量结果表明,卵圆孔的长径为 4～13mm(左侧平均为 6.4mm,右侧为 6.6mm),其中 6～8mm 者约占 80%。卵圆孔的短径为 1～7.5mm,平均 3.2mm, 3～4mm 者占 86%,小于 2mm 者仅占 2.8%。卵圆孔为圆形或近圆形者占 6.8%。 卵圆孔与翼突外板后缘根部延长线一致者占 48.4%。卵圆孔外口向前外倾斜者占 94.2%,向后内倾斜者占 5.8%(可致穿刺困难)。卵圆孔与棘孔合二为一者占 1.8%,与颞岩裂相合者 1.9%。有 6 例三者合并为一。卵圆孔的后外侧为棘孔,脑膜中动脉经此孔进入颅腔,其内侧有咽鼓管及破裂孔,后者为颈内动脉进颅腔的通道。

②操作方法:单纯在卵圆孔处阻滞下颌神经时,穿刺点可取颧弓下缘中点,即相当于眼眶外缘与外耳道间距离的中点。患者仰卧,头转向健侧。以 7 号(长 8cm)穿刺针自穿刺点垂直刺入皮肤,并缓慢进针约 4cm(不超过 5cm),触及骨面即为翼突外板根部,此深度即为由穿刺点至卵圆孔的距离,标记此深度。然后退针至皮下,调整方向使针尖向后(向耳侧)以 15°～20°并略微向上重新刺入同样的深度或略深,遇有向下颌或舌部放射痛,即表明已达卵圆孔并触及下颌神经。

③适应证:三叉神经第 3 支痛,或颏神经及下齿槽神经阻滞无效者;三叉神经第 3 支分布区的癌痛、带状疱疹后神经痛等;下颌部口腔科操作的局部麻醉处理。

3.半月神经节阻滞　采用半月神经节阻滞治疗三叉神经痛目前已在国内外应用,注射的药物包括乙醇、甘油、苯酚甘油等。多年来,这一注射疗法已被证明能有效治愈三叉神经痛。但因其注射技术难以掌握,而且治疗效果随着各人的技术不同而大有出入。国内有报道,镇痛期超过 1 年者达 87%。而国外文献报道,治愈率相差悬殊,有的高于 98%,有的则低于 40%。由于药物扩散的可控性较差,近来已倾向于采用更易于精确控制的影像引导下射频热凝术。

(1)穿刺入路的选择:半月神经节阻滞的穿刺途径有侧入路法和前入路法。侧入路法的重要标志为下颌切迹,此切迹的后方为下颌骨髁状突,前方为下颌骨喙突,穿刺进针点是在喙突后方,当半张开口时髁状突约向下移位 1cm,此位置可使侧入路法易于成功。前入路法的主要标志为正视位的瞳孔及颧弓中点,颧弓中点相当于颞骨的颞结节的前方,穿刺进针点是在喙突前方,正对第 2 臼齿处。近来随着医疗影像设备的普及,卵圆孔穿刺操作多在 C 臂 X 线机、CT 扫描、DSA 成像引导下进行。

（2）术前准备

①注射前需要向患者家属详细交代治疗方法、预期效果和可能发生的并发症等问题,取得患者知情同意及必要的配合。

②治疗前患者要清洗头面部、理发、剃胡须。

③全面进行体格检查,了解全身脏器功能状况,尤其注意眼耳情况、血压、心电图、出血时间和凝血时间。

④应安排有足够的治疗时间（一般约为 2h）,不能匆忙进行。

⑤备好各种用具及药品,包括 5ml 及 1ml 注射器,无菌手套,2.5％碘酒,乙醇棉球,无菌巾与纱布,长 10～14cm 的 7 号（或 23 号）穿刺针各一支（带有针芯）,2％利多卡因等有关治疗用药及无水乙醇,7 号注射针头,并检查急救药品和相关设备是否齐全、有效。

（3）穿刺操作方法

①体位:患者仰卧,头取中立位,双眼正视上方。

②定位:常用即体表划线法和影像定位法。体表划线法:我们在实践中总结出双线定位法,即经患侧眼眶外缘的纵轴平行线与经口裂的水平延长线,二线交点即为穿刺进针点。影像定位法:在 C 臂 X 线机透视下显示卵圆孔,将 C 臂图像增强器向患侧倾斜 15°～20°,向足端倾斜 30°～45°,依据患者头部位置、脸型、有无牙齿及咬合情况具体调节倾斜角度,直至清晰显示卵圆孔,影像投照位置约在患侧上颌窦与下颌骨之间、患侧下颌切迹与上齿根部连线上。

③穿刺:接心电、脉搏氧饱和度监测及吸氧管后,常规消毒铺巾,用长约 10cm、外有绝缘套的射频穿刺针经定点穿刺。划线法可经另两条线调整进针的方向,即定点与瞳孔中点连线及定点与颞下颌关节结节连线,前者矫正进针的内外方向,后者矫正进针的前后方向。复制疼痛后,再细微调节针尖位置,直至进针骨质阻挡感消失,即进入卵圆孔,进针深度为 5～7cm。若针尖触及自卵圆孔出颅的下颌神经,患者可述下唇部疼痛。可凭感觉沿骨面继续试探进针,滑入卵圆孔并触及下颌神经,患者可有下颌部的放射性疼痛。最后将针尖再推进 0.3～0.5cm,上颌部出现剧痛即表明进入半月神经节内。影像法则在射频穿刺针影像引导下进行穿刺,针尖直对卵圆孔。

④到位:如果穿刺针尖的位置合适,则轻微活动针体,患侧面部的患支分布区即有电击样的疼痛麻木等不适反应和感受。可再经影像进一步证实,侧位透视显示针尖在蝶鞍斜坡与颞骨岩部形成的夹角内,具体位置因毁损靶神经不同而异。第三支射频针尖进卵圆孔的位置应偏向后外侧,深度应距斜坡约 0.5cm;第二支毁

损针尖进卵圆孔的位置应在正中,深度应刚好抵在斜坡上;第一支针尖进卵圆孔的位置应偏向前内侧,并略超过斜坡。然后经电刺激进一步定位穿刺针尖是否处于准确位置。同时毁损第二支和第三支时,针尖位置同第二支,但选用常裸露端的射频针,单支毁损用短裸露端的射频针。

⑤电刺激:将中性电极(无关电极)连接于患侧肩部或上肢,将刺激电极插入射频针内。施加电刺激,根据放射性疼痛定位反应,确定射频针尖穿刺进入卵圆孔的位置是否正确。先施以 0.5~1mA 的高频电刺激。如果穿刺针尖的位置合适,则患侧面部的患支分布区可有电击样的疼痛麻木等不适反应和感受。如果穿刺位置不准确,须反复调整进针深度和方向,再给予电刺激,直至患侧面部出现相应的反应和感受。一般电刺激强度逐渐加大,所需的强度越低,说明穿刺针尖的位置越准确,治疗效果越好。如果超过 2mA 仍无反应,说明穿刺针的针尖偏离神经组织,应重新调整穿刺针的位置。直至正侧位透视显示针尖位置合适。

⑥射频热凝:经方波电刺激校对穿刺针的位置准确无误后,可开始热凝。原则上应从短时间低热开始,逐步缓慢加温,以减轻患者的痛苦。温度在 60℃ 以下不容易使神经纤维发生蛋白变性,达不到治疗目的。而温度超过 85℃ 以上时,可损伤神经周围组织而产生严重的并发症。可先加热到 60℃ 维持 1min,然后再酌情加热至 70℃、80℃ 和 85℃。为防止并发症,温度最高不超过 90℃。每次升温后,维持 0.5~1min,同时不断用针刺及棉絮擦拭皮肤,测试患支分布区的痛觉和触觉,直至痛觉消失,同时保留触觉为止。一般患者的最终加热温度在 70~80℃,最终加热温度持续为 120~180s。本方法需取得患者配合。治疗前应讲清楚,在局部麻醉下,施行此种治疗具有一定的痛苦,必须取得患者的理解和配合,并注意从 60℃ 开始缓慢升温,避免突然高温所引起的剧烈疼痛。患者不能耐受升温时的疼痛时,可给予丙泊酚静脉麻醉后再行射频热凝治疗,可直接升温至 85℃,热凝时间 120~180s。同时毁损第一、三支或全部第一、二、三支时针尖进卵圆孔的位置应偏向内侧,深度应先略超过斜坡,射频热凝 120~180s 后退至斜坡以下,再行射频热凝 120~180s。

⑦术后处理:操作完毕,拔出穿刺针,按压穿刺点 2~3min,以无菌敷贴覆盖穿刺点,并以冷水或冰水外敷穿刺部位,以防止局部出血及肿胀。患者术中应用广谱抗生素预防感染,术后常规应用脱水药治疗 3d。同时密切观察并发症情况。

(4)适应证:①本注射疗法适用于一切较严重而顽固的三叉神经痛患者,尤其是具有开颅手术禁忌的老年和体弱及慢性病患者。②三叉神经痛同时累及第2、3支,1、2支或全部 3 支,并经各周围支阻滞无效者。③面部的晚期癌痛。④面部带状疱疹后神经痛。

（5）并发症：半月神经节阻滞可能引起多种并发症，而且有时非常严重。大多由于穿刺方向不准或进针过深损伤附近的血管和脑神经，或乙醇剂量较大并流入蛛网膜下间隙引起损害。

①阻滞范围内感觉丧失或异常：2%～5%的患者在治疗后可出现感觉异常和不同程度的"麻木性痛苦"，大多为乙醇注射过量引起。部分患者在治疗后可出现麻、针刺、冰冷、虫爬、奇痒等异常痛苦的感觉。这些患者若还保留触觉和感觉，可再次重复半月神经节乙醇注射，使感觉完全消失。

②眩晕综合征：是比较常见的并发症，约占半月神经节阻滞患者的四分之一。多在注射利多卡因或乙醇后 0.5～1min 出现。症状在 30min 内消失，有的可持续数日。一般不需特殊处理。

③咀嚼困难：是三叉神经运动根受累所致。患者表现为同侧咀嚼无力，牙齿咬合不紧，易发生颞下颌关节脱位，另有的患者可出现张口困难。经数日或数月后可自行恢复。

④其他脑神经损害：药物损伤第Ⅶ对脑神经引起同侧面神经麻痹。而第Ⅲ、Ⅳ、Ⅵ对脑神经受累时，则出现上睑下垂、复视及瞳孔散大等。

⑤同侧失明及角膜病变：失明是最严重的并发症。亦有少数人在治疗后发生角膜炎和角膜溃疡。主要是由于针尖进入卵圆孔过深或乙醇剂量较大损伤邻近的视神经所致。

4.射频热凝疗法　射频热凝疗法是一种微创伤性神经毁损疗法，其利用可控温度作用于神经节、神经干和神经分支等部位，使其蛋白质凝固变性，从而阻断神经冲动的传导。目前，射频热凝疗法在临床疼痛治疗领域发展很快，已广泛应用于治疗三叉神经痛及其他多种神经病理性疼痛。与三叉神经半月神经节乙醇阻滞术相比，热凝术可控性好，治疗效果良好，年老体弱者亦可以良好耐受，因而依从性好。并发症较少，目前尚无死亡等严重并发症报道。虽然复发率较高，但由于操作方便，能重复实施，可最终达到长期镇痛的目的。

（1）穿刺入路：采取前入路法穿刺，在 C 臂 X 线透视或 CT 扫描引导下进行。

（2）操作方法

①穿刺卵圆孔：患者仰卧，头取中立位，双眼正视前方。在 C 臂 X 线机透视或 CT 扫描下找到卵圆孔。穿刺采用前入路法，定点方法同上。局部消毒后在穿刺点局部进行浸润麻醉。先将中性电极（无关电极）连接于患侧下肢。用特制的长约 10cm、外有绝缘套的射频穿刺针进行穿刺，直至到达卵圆孔。穿刺均在影像引导

下进行。

②电刺激确认射频穿刺针针尖的位置:根据放射性疼痛反应,确定穿刺到达卵圆孔后,尚需用脉冲电刺激判定射频穿刺针针尖的位置是否正确。先将刺激电极插入射频针内,然后施以 0.5～1mA 的高频电刺激。如果穿刺针尖的位置合适,则患侧面部的患支分布区可有电击样的疼痛麻木等不适反应和感受。如果位置不准确,须反复调整进针深度和方向,再给予电刺激,直至患侧面部出现相应的反应和感受。一般电刺激强度逐渐加大,所需的强度越低,说明穿刺针尖的位置越准确,治疗效果越好。如果超过 2mA 仍无反应,说明穿刺针的针尖偏离神经组织,应重新调整穿刺针的位置。直至正侧位透视显示针尖位置合适。

③温控热凝:经方波电刺激校对穿刺针的位置准确无误后,可开始加热。原则上应从短时间低热开始,逐步缓慢加温,以减轻患者的痛苦。温度在 60℃ 以下不容易使神经纤维发生蛋白变性,达不到治疗目的。而温度超过 85℃ 以上时,可损伤神经周围组织而产生严重的并发症。可先加热到 60℃ 维持 1min,然后再酌情加热至 70℃、80℃ 及 85℃。为防止并发症,温度最高不超过 90℃。每次升温后,维持 0.5～1min,同时不断用针刺及棉絮擦拭患者皮肤,测试患支分布区的痛觉和触觉,直至痛觉消失,同时保留触觉为止。一般患者的最终加热温度在 70～80℃,最终加热温度持续 2min 左右。

(3)适应证:三叉神经第 1、2、3 支痛患者;面部晚期癌痛患者。

(4)不良反应及并发症

①操作中疼痛:本方法需取得患者配合。治疗前应讲清楚,在局部麻醉下施行此种治疗具有一定的痛苦,必须取得患者的理解和配合,并注意从 60℃ 开始缓慢升温,避免突然高温所引起的剧烈疼痛。

②手术后反应:有些患者治疗后可出现一过性头痛、头晕、恶心甚至呕吐,数小时内可自行缓解;有的患者在治疗结束后 1～2 周毁损神经支配区有串跳感,有的可持续很长时间;或在治疗后 1～2 周仍有疼痛,但较原发疼痛程度低,可自愈,不必急于近期再次行射频热凝术。

③颅内出血:半月神经节内侧邻近海绵窦和颈内动脉,穿刺损伤易致出血,严重者可形成颅内血肿。

④其他脑神经损害:如面部轻瘫等。

⑤颅内感染:严格无菌操作可有效防止颅内继发感染。尤其需要注意防止穿刺针穿破颊黏膜将细菌带入颅内。

⑥带状疱疹:可在手术后数日出现在毁损神经所支配皮区,较常见于眶上神经

分布区,其机制尚不清楚。局部可涂喷阿昔洛韦软膏或可的松软膏,数日即可愈合。

⑦角膜炎:角膜反射消失是半月神经节热凝术的一个较为严重的并发症,严重者可形成麻痹性角膜炎和角膜溃疡,最终可致失明。治疗操作过程中,应注意适度控制射频热凝的温度和时间,并随时观察角膜反射的变化。一旦发生角膜反射消失,应嘱患者戴墨镜,并涂抹眼膏保护角膜,防止角膜炎和角膜溃疡。角膜反射消失后常需数月才能逐渐恢复。

⑧面部感觉障碍:大多数患者治疗后可遗留不同程度的面部皮肤感觉障碍。Menzel 报道 315 例患者中,半月神经节射频热凝治疗后约 93.1% 的患者面部遗留不同程度的麻木感或烧灼感。有学者报道在 325 例患者中,治疗后面部均有轻度麻木感,少数患者有蚁行感,经过一段时间均可明显缓解。在治疗前,应向患者及家属详细说明治疗达到的目的、实施方法和可能产生的不良反应及并发症。

5.微球囊压迫疗法　微球囊压迫法是近年来治疗三叉神经痛的新技术。采用气管插管下全身麻醉,在 X 线透视引导下进行半月神经节穿刺。以 14 号套管针经面部皮肤穿刺。到位后,拔出针芯,将 Fogarty 微球囊放入半月神经节。用注射器接球囊外的导管接头,注入 1~2ml 造影剂,使球囊膨胀,形成约 1cm×1.5cm 的鸭梨形,并维持数分钟。压迫结束后抽出造影剂,使膨胀的球囊复原。拔出球囊与穿刺针,压迫穿刺点止血。有报道 120 例患者中,手术后即刻成功率为 93%,1 例手术后成功,但半年后复发并再次治疗有效,远期效果尚有待进一步观察。

6.手术治疗三叉神经痛　目前常用于治疗三叉神经痛的手术有:周围神经撕脱术、经颅中窝三叉神经感觉根切断术、三叉神经脊束切断术、三叉神经根减压术和颅后窝三叉神经根微血管减压术等。应用较多的为周围神经撕脱术和经颅后窝微血管减压术。

(1)周围神经撕脱术:李剑农教授等研究发现,原发性三叉神经痛患者三叉神经周围分支的病变比主干更严重。周围分支表现纤维肿胀、增粗、髓鞘疏松改变、神经周围纤维结缔组织增生压迫神经和滋养血管病变等;而主干病变则表现为严重而普遍的空泡变性、纤维松解、断裂和脱髓鞘改变。由于三叉神经痛多发生在中老年,供养三叉神经的动脉多发生硬化、缺血,故可致神经纤维营养代谢异常而发生变性。外周神经分支周围纤维组织增生对血管的压迫致使血供进一步恶化,加重神经变性,终致神经纤维脱髓鞘而发生"短路串线"现象。这一发现不仅明确了三叉神经痛患者主干及神经根切断术后复发的原因,而且为周围神经撕脱术的应用提供了理论依据。手术时,应尽可能撕脱至近心端正常段,以减少手术后复发。

（2）微血管减压术：众多临床资料表明，血管压迫三叉神经是原发性三叉神经痛的原因之一。微血管减压术治疗三叉神经痛已为越来越多的学者所采用。临床实践表明，微血管减压术治疗原发性三叉神经痛的效果是确切的。手术采用2％的利多卡因浸润麻醉或全麻。沿标记线作切口，依次切开皮肤、皮下组织、肌肉及骨膜，以骨膜剥离子逐层分离，然后以颅骨钻开一直径约2cm的骨窗。在手术显微镜下轻轻向后上方牵开小脑，向前沿小脑幕在岩静脉与第Ⅶ、Ⅷ对脑神经间，剪开桥池蛛网膜，将微型脑压板放入达三叉神经根部，自神经出脑桥处向远端探查血管压迫情况。将压迫在三叉神经根部的血管用显微剥离子轻轻分开，并在神经与血管之间夹放一块自体小肌片。若在不同的方向及部位有多条血管压迫时，应分别夹放数块小肌片或取一块较大肌片，将该段受血管压迫的神经包绕以与血管隔开。此时嘱患者自己用手撞击扳机点及做平时易诱发疼痛的动作，若无疼痛则达到减压目的。仔细观察确无活动性出血后逐层缝合关闭切口。

第二节 带状疱疹痛

带状疱疹（AHZ）是由水痘-带状疱疹病毒（VZV）引起的一种神经组织感染性疾病，以群集小水疱沿神经走向单侧分布，伴明显神经病理性疼痛为特征。AHZ的发病率因种族和人群或区域不同而略有差异，因年龄不同发病率有所差异，但儿童罕见。国内外学者报道的病例多数均为中年以上的人群，尤其为老年人和免疫力降低人群。但是，近年来也在青年（20～25岁）人群中见到。AHZ的好发部位及比例分别为：头面部占15％，颈项部为12％，胸背部为55％，腰腹部为14％，骶尾部为3％，全身性占1％。

一、发病机制

AHZ是一种病毒性疾病，其病原体为VZV。VZV是一种具有亲神经和亲皮肤特性的病毒，其形态为长方形，大小210～250nm，通过皮肤的感觉神经末梢或鼻黏膜侵入人体，通过逆行轴突运转方式入侵神经系统，然后进入脊神经后根的神经节或脑神经的神经节细胞内长期潜伏存在，呈休眠状态，平时不发生任何症状。当机体内环境发生变化，特别是正常免疫防卫机制受损伤或受抑制时如手术、外伤、恶性肿瘤、放疗和其他免疫抑制药治疗、疲劳、感染和结核、梅毒，疟疾和获得性免疫缺陷综合征等情况下，潜伏的VZV可再次活动，在受侵害的神经节内大量生长繁殖，使之发生急性炎症、出血、坏死而发病，产生神经痛，同时病毒沿着神经纤维传播到皮肤，产生群集的水疱。疱疹愈后可获终身免疫。

二、临床表现

神经痛是本病的特征之一,约 90% 以上的 AHZ 病人可有疼痛,而且与其他类型的疼痛相比,更具临床特征性的表现,即程度剧烈。大多数病人为自发性刀割样或闪电样发作痛,伴随持续性烧灼痛,也可仅有发作性痛;部分病人可表现为针刺样痛或持续性烧灼痛,疼痛可在皮疹前发生或伴随皮疹出现,部分患者在皮疹消退后可持续数月或更久。病人的日常生活明显受影响,尤其夜间睡眠障碍,虽然病人疼痛程度可有差异,但多数病人均苦不堪言。极个别病人仅有持续性酸痛而缺乏典型的神经痛。

临床过程可简单分为前驱期、疱疹期、恢复期和后遗症状期。①前驱期,即是典型症状发生之前,常有轻度全身症状,如低热、全身不适、食欲不振等,在即将出现皮疹的部位皮肤不适,局部疼痛,这些全身和局部感觉异常症状因人而异,一般持续 1~6d。②疱疹期,局部皮肤可出现不规则红斑或粟粒样丘疹、小的疱疹,短期内可变成表面发亮的水疱群,疱液澄清或血疱,基底常绕以红晕。沿着神经支配区分布,多见单侧性发生,腹背面疱疹常由近向远分批发生,偶尔可同时发生,早期疱疹可独立分布,后期有时可融合成大片皮损,处理不当发生混合感染则皮损更明显,皮损多见于肋间神经或三叉神经第一分支区,亦可见于腰腹部、四肢及耳部等,局部淋巴结常肿胀,此期 2~3 周。③恢复期,根据机体状况而异,一般 1—6 周,如果机体抵抗力较强,疱疹群局限且范围小,则短期内即可恢复,往往在疱疹成熟后即逐渐消退、结痂并脱落,同时主要症状消失,仅遗留局部色素改变;反之或再加上发生混合继发感染,恢复时间自然延长。④后遗症状期,临床上差异较大,多数病人经及时、合理的治疗,10 周左右,疼痛和其他不适感觉逐渐消失,达到临床治愈的目标,部分病人则进入后遗症期。头面部的皮疹可累及角膜,引起病毒性角膜炎。可引起面瘫、耳痛、外耳道疱疹三联征,称 Ramsey-Hunt 综合征,严重者可伴高热、肺炎、脑炎等。

三、诊断依据

带状疱疹根据群集小水疱、沿神经走向、单侧分布等典型的疱疹分布的临床特点和有明显的神经痛,其诊断比较容易,但在前驱期和疱疹前期诊断有时困难,疱底刮取物涂片找到多核巨细胞和核内包涵体,疱液或脑脊液分离到病毒有助于确诊。而如果是微皮损和无疱型带状疱疹则诊断较为困难。

四、鉴别诊断

临床上需与单纯疱疹鉴别,后者有群集性小水疱,多发生在皮肤和黏膜交接处,分布无明显的规律,易复发,主要的是疼痛不显著。刮取疱底物染色检查若见多核巨细胞和核内包涵体可初步判断为疱疹病毒感染。患者血清、脑脊液 HSV 抗体检测有助于诊断。在皮疹出现之前,带状疱疹可被误诊为冠状血管病、胸膜炎、胸膜痛、肋软骨炎、心包炎、胆囊炎、神经病变、急性或亚急性腹部症状、阑尾炎、椎间盘突出症、神经病和肌筋膜疼痛,需进行鉴别,不能确诊时应行抗病毒、镇痛治疗观察。

五、治疗

治疗的目的是解决急性带状疱疹,防止带状疱疹后神经痛。治疗越早,发生带状疱疹后神经痛的机会越少。应该积极治疗疼痛,尤其是老年人或免疫缺陷的患者,他们易发带状疱疹后神经痛。

1.局部治疗 以干燥、消炎为主。疱疹未破时外涂炉甘石洗剂,每日数次,或阿昔洛韦软膏、喷昔洛韦软膏外涂。若疱疹已破溃,需酌情以 3％硼酸溶液或0.5％新霉素溶液湿敷,或外涂 0.5％新霉素软膏等。

2.药物治疗

(1)抗病毒药物:抗病毒药物目前是治疗急性带状疱疹的标准用药。针对病因治疗选用,如 Ara-C、Ara-A、干扰素、AMP 及口服中药和西药能不同程度地抑制病毒,促进病人的康复。及时、有效的足量用药,有时能降低后遗痛的发生率,抑制病毒的繁殖,促进了皮损的愈合,缓解疼痛,能获得较满意的效果。对于免疫功能低下的带状疱疹患者或全身播散性感染(如肺炎、脑炎)患者,应及早采用阿昔洛韦 5mg/kg静脉滴注,每 8h 一次,疗程 5～7d。此外尚可应用阿糖胞苷 15mg/(kg•d),1/d,缓慢静滴 12h 以上。也可口服阿昔洛韦每次 0.2g,5/d,泛昔洛韦每次 0.25g,3/d;万乃洛韦每次 0.3g,2/d;疗程均为 7～10d。

(2)糖皮质激素类:早期使用可抑制炎症过程和减轻脊根神经节的炎症后纤维化,并可减少神经痛的发病率,最好在发病的 5～7d 应用。一般应用泼尼松 20～30mg/d,分 2～3 次口服,连用 1 周。或地塞米松 5mg/d,静滴,连用 1 周。

(3)抗癫痫药:抗癫痫药在神经病理性疼痛治疗中视为一线药物。其主要作用在于通过各种不同的途径抑制受损的初级感觉神经元及其轴突异位冲动的产生和传入。最常用的药物有卡马西平、苯妥英、丙戊酸钠、托吡酯及三甲双酮等。

GABA 受体激动药的加巴贲丁副作用较少,但疗效不及卡马西平。卡马西平 0.1～0.2g 口服,每天 3 次,最大剂量 1.2～1.6g/d;卡马西平片 0.1～0.2g,口服,每天 2 次;加巴贲丁 0.1～0.4g 口服,每天 3 次,剂量可根据病情需要递增。

(4)镇痛药:镇痛药是治疗急性带状疱疹的重要辅助药物。对每一个患者选择最佳药物要考虑多种因素,最重要的是疼痛的性质、强度、持续时间和分布。非麻醉性镇痛药及麻醉性镇痛药均可选用。非麻醉性镇痛药:单纯应用 NSAIDs 类药物效果不佳。但由于其作用机制不同于阿片及其他镇痛药,故可与其他治疗用药起协同作用。对乙酰氨基酚 1000mg 口服,每 6h 一次,随后按需给药,布洛芬 600mg 口服,每 6h 一次,随后按需给药。曲马朵为弱效阿片受体激动药,还可通过抑制 NE、5-HT 再摄取发挥镇痛效应。曲马朵缓释片 50～100mg,口服,每 12h 一次。乌头生物碱为中药乌头的镇痛有效成分,制剂有太舒特及高乌甲素。高乌甲素 8mg 静滴,每日一次。辣椒碱也称辣椒辣素,局部应用能破坏感觉神经末梢而起到镇痛作用。但用药部位可产生难以忍受的烧灼感。麻醉性镇痛药:若使用正确,麻醉性镇痛药治疗疼痛很有效,能不同程度地缓解疼痛。对急性带状疱疹,可能需要大剂量药物来控制疼痛,其代表药物有羟考酮、吗啡、芬太尼等。盐酸羟考酮缓释片(奥施康定)5～10mg 口服,每 12h 一次;硫酸吗啡控释片(美施康定)30mg 口服,每 12h 一次;芬太尼透皮贴剂(多瑞吉)2.5～5mg 外用,每 72h 一次,剂量可根据病人的疼痛程度调整。

(5)抗抑郁药:重度抑郁症都伴有对水痘-带状疱疹病毒特异性细胞免疫功能的明显降低。抗抑郁药有两种作用:缓解疼痛,减轻抑郁。另外三环类药物还有镇静作用。帕罗西汀 200mg 口服,每天一次;舍曲林 50～100mg 口服,每天一次;多虑平 25mg 口服,每天三次。

(6)VZV 血清抗体和疫苗:目前在国外已经生产了无活性水痘疫苗,可能会大幅度降低带状疱疹的发生率,但近期内是不可能普遍应用于临床的。另外带状疱疹康复期病人的血清抗体可有效抑制 VZV 的增殖,缓解病情并促进病人的康复。

3.神经阻滞

(1)局部浸润:用神经阻滞来减轻疼痛的方法应用十分广泛。一些学者认为早期大剂量阻滞可以减少长期疼痛的发生率,并减少带状疱疹后神经痛。在疱疹部位,用局麻药和激素皮下局部浸润,可以迅速缓解疼痛。这一过程无明显并发症,技术简单,价格便宜,治疗反应也可预见。

(2)躯体神经阻滞:因为怀疑急性带状疱疹时神经根也受累,治疗时也可应用躯体神经阻滞。包括臂丛、椎前丛、肋间和坐骨神经阻滞。躯体神经阻滞在急性期有限,对带状疱疹后阶段则无作用。通过在脊柱旁椎孔部位的神经根周围注入治疗药物效果较满意,只要部位准确,即能取得和硬膜外腔注药同样的效果,但临床技术操作要求也较高,应小心,严防并发症。

(3)交感神经阻滞:交感神经阻滞可解除血管痉挛,而后者被认为是疼痛和神经损害的原因。证据表明带状疱疹急性期常能戏剧性的立即缓解疼痛。然而更重要的作用在于它可防止带状疱疹后神经痛的发生。用布比卡因行半月神经节阻滞治疗带状疱疹,一次阻滞就有效。然而,成功依赖于在发病的头2～3周进行神经阻滞,以后应用则成功率降低。这一治疗,至少在年轻人能够防止皮损发展成带状疱疹后神经痛。

(4)中枢神经阻滞:用局麻药硬膜外阻滞治疗急性带状疱疹效果好。感染时间缩短,皮损很快干燥结痂,疼痛减轻。通常不用蛛网膜下腔阻滞是由于其不比硬膜外阻滞特异性强。硬膜外腔注药:硬膜外腔是介于黄韧带和硬脊膜之间的潜在间隙,充满了结缔组织、血管、神经根和脂肪。注入药物后可直接作用于带状疱疹病人受累的组织和神经,临床可取得及时、满意的镇痛效果,并能缩短病程,促进AHZ的康复。

4.物理治疗

(1)光疗:光能对人体产生许多有益的作用,所以能对一些疾病起到治疗作用。临床光疗常用的有红外线、紫外线和激光,它们对人体的共同作用均主要通过光化学作用和热能的形式进行。光疗中,细胞可吸收光能并在局部产热,使患区血供增加,促进细胞的代谢。光疗法有可见光疗法,红外线、紫外线及激光疗法,常用超激光疗法。

(2)其他物理治疗方法:包括超声波疗法、磁疗法、蜡疗法等,均可根据实际情况适当选择应用。

5.心理干预　由于带状疱疹急性期短,心理干预不是强制性的。然而,有的患者(尤其是有严重焦虑和恐惧的患者)受益于此项计划。有些研究表明,心理干预(如精神疗法)也能对患者的某种免疫反应能产生积极的影响。

神经痛持续时间与治疗有密切关系;立即治疗能缩短病程并降低此病的严重程度。患者的年龄与对治疗的反应之间也有相关性。年龄低于60岁的人一般对治疗反应好,即使不治疗,带状疱疹后神经痛的发生率也比60岁以上的人低。此外,老年人对治疗的反应,尤其是对交感神经阻滞的反应不如年轻人。最后,患过带状疱疹的肿瘤患者1/5会再次感染此病。

第三节　带状疱疹后神经痛

带状疱疹后神经痛(PHN)是急性带状疱疹的后遗症。带状疱疹后神经痛的定义有多种,Burgoon 等将 PHN 定义为皮疹痊愈后的持续型疼痛,如疼痛在皮损愈合后 4 周、6 周、2 个月、3 个月或 6 个月后持续存在。Dworkin 和 Portenoy 将 PHN 定义为急性期以后持续疼痛超过 3 个月(即出疹开始 4 个月),该定义与国际慢性疼痛综合征疼痛分类协会对急、慢性疼痛之间的时间间隔划分趋于一致,也与将 PHN 定义为慢性疼痛综合征的观点相吻合。尽管大多数患者带状疱疹可自行缓解,但还有相当多的老年人会演变为难治性疼痛。总的来说,PHN 的发病率与年龄成正比,Morages 曾统计过一组 PHN 病例,50~59 岁为 49%,60~69 岁为 65%,70~79 岁为 74%。其持续时间短则 1~2 年,长者甚至超过 10 年。如无有效的控制疼痛的方法,一般病史均长达 3~5 年。病人长期遭受疼痛的折磨而苦不堪言,不仅情绪低落,生活质量低下,而且工作和社交能力降低甚至丧失。由于我国的老年人口越来越多,预计 PHN 的发病率会持续增高,如何有效控制这类疼痛将是一项长期而艰巨的任务。

一、发病机制

当病毒激发免疫反应引起感觉神经通路的永久性损害,即发生疱疹后神经痛。PHN 的疼痛虽然与带状疱疹相关,但究竟是带状疱疹时间上的延续或是性质不同的另一类疼痛,仍有不同看法。多数学者倾向于是两类不同性质的疼痛。PHN 的产生机制并未完全明确,永久性改变的位点可能是周围神经、脊髓背角(DRG),甚至是感觉皮质。因此疼痛刺激可以完全不需要周围神经的参与。关于 PHN 的基础研究一直非常活跃。非刺激依赖性疼痛可能与周围或中枢疼痛神经元的过度兴奋和自发性放电有关,尽管局限于受损的周围疼痛神经元,但最近的研究进一步验证发现,在许多类型的神经病理性疼痛中,同时存在伤害感受性神经元、中枢或周围神经末梢的敏化和功能结构的丧失,即出现阳性信号和阴性信号并存的现象。伤害性感受器末梢的选择性损伤与敏感化,主要破坏 A_β 纤维末梢,而对 C 纤维末梢影响较小。有髓纤维脱髓鞘引起的"混线"异常传导,感觉传入神经元(DRG)的可塑性和敏感化,神经突触传递的长时程增强,最终引起感觉中枢神经系统的敏感化。

有关 PHN 的病理改变目前亦尚未完全明了,有资料表明患 PHN 病人的神经系统受到 VZV 广泛而严重的损害,不仅有后根神经节的脱水、Wallerian 退变、明显的囊性变和神经节细胞数量显著降低和外周神经,尤其是有髓鞘的粗神经纤维轴突减少及胶原化,后根神经节内也可以发现慢性炎性细胞浸润现象。PHN 的疼痛还涉及中枢性机制。根据临床病例观察提示,涉及产生疼痛的部位可能以椎间孔和椎旁间隙区域为主。

二、临床表现

发生带状疱疹的患者可能在疱疹消退后疼痛仍然会持续一段时间,一些患者疼痛消除或者缓解后又会出现。发生色素沉着的瘢痕组织很常见,而患者疼痛部位即为瘢痕的分布区域。一些患者描述疼痛为典型的刺痛、皮肤痛,但未出现溃破的小疱、皮丘或硬结,这种少见的情况又称为无症状带状疱疹。患者在皮肤分布区均可有不适感、感觉过敏或麻痹。带状疱疹后神经痛患者常自诉持续性灼痛、间歇性刺痛、电击样、跳动样疼痛等自发性疼痛,休息时尤其夜晚加重,疼痛可以让患者从睡眠中惊醒。一些患者的不适感会随时间的延长而减退,但对大多数患者疼痛会长期存在,而且时常加剧。生理和精神应激因素是使疼痛加剧的诱因。患者常自诉有感染区域感觉的改变,可能是麻木或者异常感觉(感觉迟钝)。轻触可产生疼痛,或者轻度的痛觉刺激即产生剧烈疼痛(痛觉过敏)。患者多伴抑郁和自主神经症状,如睡眠紊乱、厌食、倦怠、便秘和性欲降低。此外,与急性带状疱疹不同的是,患 PHN 的病人由于长期剧烈的疼痛,心理负担沉重,情绪抑郁,对生活失去信心,多数有自杀倾向,应予以特别重视。

Rowbotham 等于 1999 年提出临床上 PHN 的疼痛可分为 3 种亚型,即激惹触痛型、痹痛型和中枢整合痛型,临床上遇到的病人以痹痛型为主,部分病人表现为痹痛型和中枢整合痛型两种混合临床型,不同的亚型所采用的治疗方法也有所区别,但有关病例和临床治疗的公开报道资料目前还不多见。

带状疱疹后神经痛患者体格检查多有疱疹瘢痕分布区域的痛觉过敏、触诱发痛、痛觉总和、感觉后遗现象等。①痛觉过敏是指对伤害性刺激的反应增强,包括对机械、冷、热刺激反应敏感。②触诱发痛(也称痛觉超敏、痛觉异常)是指对非伤害性刺激产生的异常痛觉。③痛觉总和是指多次刺激后对刺激的反应增强。开始病人可能自述不能感觉到针刺(感觉缺失),但在针刺几次后,感觉非常疼痛,这种现象即总和。④感觉后遗现象是指单次刺激后疼痛感觉可维持一段时间。针刺停止后疼痛感觉仍存在几秒钟到几分钟。

三、辅助检查

带状疱疹后神经痛的特异性辅助检查较少,肌电图和神经传导试验有助于诊断多种周围神经损伤,但对只累及疼痛传导通路中无髓和薄髓细轴突的神经病变并不敏感,并且肌电图或神经传导试验正常并不能排除神经损伤。局麻药经皮周围神经或神经根阻滞可以协助定位周围神经病变。由于安慰剂效应的存在,可以给予其他神经阻滞作为对照。由于疼痛为主观感受,因此只能通过询问病人的感觉来进行。为避免过多因素的影响,我们通常采用各种评估工具得出较符合病情的判断。常用工具有:VAS、NRS、NPS、疼痛问卷及 QDL 等。

四、诊断依据

一般诊断并不困难,主要依据:①有带状疱疹病史。②遗留色素沉着。③有典型的神经病理性疼痛的特征表现,如痛觉过敏和触诱发痛等。

五、鉴别诊断

临床上应与冠状血管病、胸膜炎、胸膜痛、肋软骨炎、肋间神经痛、心包炎、胆囊炎、神经病变、急性或亚急性腹部症状、阑尾炎、椎间盘突出症、神经病和肌筋膜疼痛等疾病鉴别,因为带状疱疹后神经痛具有典型的特征,故较易鉴别。

六、治疗

带状疱疹后神经痛治疗目标是控制白天疼痛,改善功能活动;缓解夜间疼痛,改善睡眠。

1.药物治疗 药物治疗仍然是最基本、最常用的方法。带状疱疹后神经痛的药物治疗目的有 3 个:镇痛、减轻抑郁和焦虑、减少失眠。PHN 对药物的反应性在临床上与 AHZ 有所不同,所以许多常用的镇痛药物效果不佳,常用的麻醉性镇痛药、激素、部分 NSAID 药物对部分病人有缓痛效果。由于慢性疼痛综合征都伴有一定程度的抑郁焦虑和失眠,催眠药、镇静药、抗抑郁药和抗惊厥药经常被作为镇痛的辅助药物。治疗带状疱疹后神经痛选用药应根据具体病人的病情特点,兼顾其他因素如种族、生活习惯、过敏史等,合理搭配,联合用药,以减少不良反应,并依据治疗反应及时调整给药方案。

(1)麻醉性镇痛药:阿片类药物是其他治疗无效的重度神经病理性疼痛的主要治疗药物。对难治的 PHN,长期服用阿片类药物是缓解疼痛最有价值的方法。已有多项研究显示阿片类药物治疗神经病理性疼痛有效,但并不像对急性或炎症性/伤害感受性慢性疼痛中那样普遍有效。这也造成了神经病理性疼痛对阿片类药物不敏感的误解。与其他治疗一样,这些药物不会缓解所有的神经病理性疼痛,但可能改善患者的生活和工作质量。产生耐受性可能会限制阿片类药物的应用,此时需要增加剂量或合并用药。在慢性非癌痛的长期治疗领域,阿片类药物正受到越来越多的推崇,因为研究显示这些药物比较安全,而过去所担心的药物滥用和成瘾其实非常少见。长效、缓释制剂和新型的给药途径——透皮和透黏膜给药也大大促进了人们对阿片类药物的接受程度。可供选择的药物有吗啡(美施康定)、羟考酮(奥施康定)、美散痛、左吗喃、芬太尼(多瑞吉)、复方制剂路盖克等。盐酸羟考酮缓释片(奥施康定)5~10mg 口服,每 12h 1 次;硫酸吗啡控释片(美施康定)30mg 口服,每 12h 1 次;芬太尼透皮贴剂(多瑞吉)2.5~5mg 外用,每 72h 1 次,剂量可根据病人的疼痛程度调整。临床用药表明,阿片类药物的副作用发生率和程度与用药途径有关,治疗应选择非侵入性给药途径。

(1)抗抑郁药:约 90% 的带状疱疹后疼痛患者被认为有抑郁症,约 85% 的患者对抗抑郁药有反应。有些患者由于疼痛而抑郁。抗抑郁药用于 PHN 病人的辅助镇痛治疗具有一定的效果。临床应用的抗抑郁药主要有四类:三环类抗抑郁药(TCAD)、选择性 5-HT 再摄取抑制药(SSRI)、非选择性 5-HT-NE 再摄取抑制药(SNRI)、单胺氧化酶抑制药(MAOI);三环类抗抑郁药和镇静药常与镇痛药合用。临床常用的有阿米替林 25mg 口服,每天 2—3 次;多虑平 25mg 口服,每天 2—3 次;帕罗西汀(赛乐特)200mg,口服,每天 1 次;舍曲林 50~100mg 口服,每天 1 次,使用过程中应注意从小剂量开始并逐步增加剂量,防止发生显著的副作用。

(3)抗癫痫药:抗癫痫药在神经病理性疼痛治疗中视为一线药物。其主要作用通过各种不同的途径抑制受损的初级感觉神经元及其轴突异位冲动的产生和传入。最常用的药物有卡马西平、苯妥英、丙戊酸钠,托吡酯及三甲双酮等。卡马西平 0.1~0.2g,每天 3 次,最大剂量 1.2~1.6g/d;卡马西平缓释片 0.1~0.2g,每天 2 次,可用于缓解剧痛。属于 GABA 受体激动药的加巴贲丁副作用较少,国外试验证实治疗 PHN 有效,被推荐为一线药物,可有效降低疼痛和睡眠紊乱,提高患者的情绪和生活质量,但疗效不及卡马西平。加巴贲丁 0.1~0.4g 每天 3 次,剂量可根据病情需要递增,最大用量为 3600mg/d。抗癫痫药的不良反应限制了它的应用,包括骨髓抑制、共济失调、复视、眼球震颤、肝肾功能损伤、恶心、淋巴结病、意识模糊和眩晕。

(4)NSAIDs:NSAIDs 用于早期 PHN 病人的辅助治疗有时能够取得一定的效

果,尤其是外周神经根遗留炎症反应为主时,可配合其他药物共同使用,临床常用双氯芬酸钠类、氯唑沙宗类等,临床使用时应注意胃肠道不良反应。

(5)局部用药:PHN的局部治疗越来越受到重视。对于局部皮肤激惹症状明显的病人,即激惹触痛型PHN,国外报道使用利多卡因、阿司匹林、辣椒素和其他NSAIDs类乳剂或膏剂均能取得一定疗效。局部用药中,贴剂和油剂聚乙烯粘贴用于PHN的研究近来有许多报道。其中首推5%利多卡因制成的无纺贴剂,单独应用贴于患处皮肤,对PHN的疼痛和异常性疼痛有很好的效果,且无明显副作用,血浆中利多卡因水平未见进行性升高。其作用机制可能是利多卡因阻滞神经元钠通道而产生镇痛效应。Meno等报道用盐酸可乐定油膏(150μg/1g油膏)涂布PHN患处皮肤,观察到90%的患者数分钟内局部疼痛显著减轻。有报道示前列腺素E1凡士林油膏患处局部应用取得较好效果。局部应用0.025%~0.075%辣椒素,可有效,但长期应用可引起神经末梢中P物质或其他神经递质的贮存耗竭,从而减少或消除疼痛刺激从周围神经到高级中枢传递,其不良反应为局部皮肤灼热感。

(6)免疫调节剂:虽然目前还不清楚免疫因素对PHN发生和预后的确切联系,但已公认急性带状疱疹的发生与机体的免疫力降低有密切关系,所以免疫调节治疗应是方向之一,早期临床常用聚肌胞、核苷酸等。

由于PHN患者大多数疼痛非常剧烈,临床上对药物治疗反应的个体差异性较大。应根据患者病史的长短、疼痛的性质和既往的用药史综合分析后选择合理的药物配伍方可达到缓解疼痛的目的,但无论使用何种药物都应以及时、有效缓解疼痛为原则。

2.神经阻滞 带状疱疹后神经痛的发病机制不明。尸检表明整个感觉通路,包括大脑和交感神经节都被累及,这一通路上似乎有多个区域可引起疼痛。根据目前的临床初步体会可见,区域神经或神经根注药是目前缓解PHN病人剧烈疼痛最有效的方法,尤其对于病程<6个月的患者效果较满意。区域神经阻滞用于PHN的治疗方法包括局部浸润注药、神经干阻滞、椎旁神经根及交感神经节和局部静脉内注药等,总体来说一些区域性镇痛治疗用于痹痛型PHN病人有较好的疗效,但在治疗上务必做到诊断明确,定位准确及技术操作到位方能保证效果。

(1)皮内注射:皮内注射法治疗带状疱疹后神经痛已在临床普遍应用,60%~70%的患者疼痛可明显缓解。用生理盐水稀释成0.125%利多卡因加入微量地塞米松(患者对疼痛耐受性差时亦可加入芬太尼50~100μg),在所有的疼痛、烧灼、瘙痒区域皮内注射可直接获得预期效果,对缓解触诱发痛效果尤为显著。每2~

3d 注射 1 次,治疗次数 1~10 次,平均 4~6 次。这一过程,除注射时患者有局部痛感外,无明显不良反应,技术简单,价格便宜,治疗反应也可预见。

(2)躯体神经阻滞:神经根受累是带状疱疹后神经痛的显著特征,早期行感觉神经阻滞为了缓解疼痛,但结果有限,主要靠阻滞的时间。神经阻滞是带状疱疹后神经痛诊断和预后的主要措施,尤其是作为神经破坏的前预后性阻滞。在神经后角注射皮质类固醇药物效果不可预测,成功率有限。

(3)交感神经阻滞:交感神经阻滞有时对缓解疼痛有效,尽管作用短暂,只对病程少于 2 个月的神经痛有效。也可应用星状神经节阻滞和三叉神经分支阻滞治疗三叉神经带状疱疹。

(4)椎管内注药:椎管内注药为硬膜外腔注药,可用于治疗各种腰骶部疼痛状态。例如,硬膜外神经阻滞常被用于治疗第 5 颈神经分布区的疱疹。但是硬膜外腔注药用于 PHN 的治疗效果不确切,临床上许多病人仅能暂时缓解(可能与 PHN 的病理改变有关,此时期脊髓及其周围组织的炎性过程基本消退);临床过程中,部分病人对硬膜外腔注药治疗有反应,而大多数病人常难以达到长期镇痛的目的,反而可能导致其他并发症,必须引起临床重视。据临床病例观察表明,使用硬膜外腔注药的效果远不如外周神经根注药理想。

(5)神经毁损:当其他阻滞方法不能缓解带状疱疹后神经痛患者的疼痛时,可考虑神经毁损术。只有在确保诊断性组织的部位正确后,才能进行神经毁损。应用神经毁损剂可获得长期效果,毁损剂包括 50％乙醇溶液、95％乙醇溶液、6％酚甘油。药效持续时间可自几天至几年,但通常为 2~6 个月。必须警惕这类药物有很强的腐蚀性和刺激性,临床使用过程中需具备足够的技术水平,掌握不当不仅造成组织毁损反而致痛。临床上同样也有不少的这类病例,只是公开报道资料较少,应引起高度重视,临床上不应以此类药物作为治疗首选。乙醇引起神经炎的发病率高于酚甘油,这主要是由于穿刺针位置不正确或药物渗出致周围神经阻滞不全。射频技术近几年也被成功地用于神经调节或毁损。肋间神经射频毁损已成为治疗胸部带状疱疹的重要手段,并显示了较高的有效率。

神经阻滞及毁损的并发症包括疼痛、麻木、局部出血、气胸、感染、晕针反应、无菌性脓肿(通常发生于免疫抑制患者)、眩晕和库欣综合征等,应注意观察,必要时给予相应处理。

3.其他治疗　目前国内、外常用的 PHN 的综合治疗包括针灸、理疗、外用搽剂或油膏配合电生理及药物治疗,可使部分病人疼痛缓解或暂时减轻,从临床观察来看,要较长时间的连续治疗方能达到理想的疗效。

电生理治疗用于 PHN 镇痛在国外较为普遍,如经皮肤(TENS)、经脊髓(SCS)、经下丘脑(DBS)电刺激镇痛等均为常用的方法,其基本原理是基于我国针刺镇痛的传统方法;近 20 年来我国起步也较快,已有不少的仪器投入临床使用,尤以 HANS 为代表的仪器在不远的将来,肯定会在 PHN 的治疗中发挥积极的作用。由于 PHN 属于特殊的疼痛,在运用电生理治疗过程中应做到有序和持久,充分发挥机体内部的调节机制,重点启动内源性的镇痛系统,方能达到临床上的治疗效果。

冷冻镇痛方面的研究早在 20 世纪 30 年代就已开始,由于没有切断外周神经的解剖学连续性,所以,冷冻镇痛只是"暂时"中断或减弱有关疼痛信息的传导,并依靠外周神经自身的再生能力最终又可以恢复其固有的传达信息功能,这些特点正是冷冻治疗既能镇痛又不影响外周神经和自主神经系统功能的物质基础。将冰块置于受损皮肤上,每次 2~3min,每天数次,从最不敏感的皮肤开始至最敏感的皮肤。然后以同样的方式使用振动器合用影响精神状态的药物。氯乙烷或其他冷动喷雾剂可单独用于治疗。蒸发使皮温降低,这一程序每隔 1min 重复 2 次直至皮肤彻底冷却。目前还未有许多关于冷冻用于 PHN 治疗的资料,但是可以预计只要准确掌握方法,冷冻镇痛会在 PHN 治疗方面发挥一定的作用。

其他物理治疗方法包括红外线、紫外线、超激光疗法、超声波疗法、磁疗法、蜡疗法等,均可根据实际情况适当选择应用。

4.心理治疗　心理治疗在疼痛诊疗中占有相当重要的地位,带状疱疹后神经痛病史较长,疼痛剧烈,生活质量极其低下。因此,对心理的影响非常突出,故对患者的心理治疗要给予高度的重视。心理治疗,从广义上来说包括病人所处的环境和生活条件的改善,周围人的语言作用,医师所实施的专门心理治疗技术等。狭义的心理治疗则指专科医师对病人所实施的心理治疗技术和措施。从临床上看,PHN 均伴有不同程度的心理障碍,如焦虑、紧张、抑郁、异常人格特性甚至有自杀倾向,如果单用药物治疗或神经阻滞,对这类疼痛无明显的效果,必须辅以相应有效的心理治疗,打断疼痛-抑郁-疼痛加剧-严重抑郁的恶性循环,防止自杀倾向的产生。常用方法有安慰剂疗法和认知行为疗法。

5.患区后遗症状的处理　患区后遗症状是指 PHN 病人由于受累神经已经受到病毒的严重损害,在支配区除疼痛外的症状,如感觉异常、蚁行感、痒、紧束感、麻木感或不定时抽动及其他不适的感觉等,部分病人有时主诉比疼痛还要难以忍受,临床病程往往与疼痛症状并存,绝大多数病人长于疼痛期,临床上处理起来比较麻烦。交感神经阻滞有时可缓解症状,部分症状可终身存在,要彻底解决问题有赖于神经修复过程。使用"神经生长因子"等可能有助于改善临床症状。

6.手术治疗 手术是治疗严重难治性带状疱疹后神经痛的最后一个办法,成功率不高。近年来多种有效的治疗技术的出现也限制了手术的应用。手术方法通常有脊神经根切断术、脊髓前外侧柱切断术等。

第四节 复杂性区域疼痛综合征

复杂性区域疼痛综合征(CRPS)指因局部损伤引起的伴随病理性疼痛、运动功能低下、皮肤血运不畅、组织营养不良等一系列改变。常发生于年轻的成年人,女:男为(2~3):1。起病常与创伤、制动、静脉穿刺、肌内注射或手术有关;继发的疼痛综合征与原发损伤的程度无关。

1864年,美国著名神经病学家S. Weir Mitchell首次使用"Causalgia"(灼痛)一词描述了因枪伤导致外周神经损伤引起的剧烈疼痛,他观察到神经枪伤后的士兵诉说患肢灼热,疼痛难忍,触诱发痛,并伴有肢体局部皮肤温度和颜色的变化,这就是目前我们所知道的复杂性区域疼痛综合征第二型(CRPSⅡ)。后来,人们认识到很多其他原因如创伤、肢体石膏固定,甚至轻微的关节扭伤亦可引起类似的临床征象。这类患者的共同特点是心理紧张;受伤肢体烧灼样疼痛或其他类型的剧烈疼痛,对痛刺激和非痛刺激都很敏感;受伤肢体区域性自主神经改变萎缩;最终导致功能丧失。这一临床症候群称为CRPS。

自Mitchell后,很多学者意识到这一疾病涉及血管和神经系统,并给出了各种各样的名称,如神经血管营养不良、伤后血管舒缩营养不良、交感神经血管舒缩营养不良和创伤后血管痉挛等。在1986年,世界疼痛研究协会(IASP)试图将这些术语简化为反射性交感性肌萎缩(RSD)和灼性神经痛。由于交感神经功能失常与营养障碍的改变并不一致且无反射弧的证据,因此RSD这一术语并不令人满意。1994年,世界疼痛研究协会命名委员会采用了复杂性疼痛综合征来代替反射性交感性肌萎缩和灼性神经痛,Ⅰ型CRPS相当于RSD,Ⅱ型CRPS相当于灼性神经痛。

Ⅰ型CRPS(RSD):Ⅰ型CRPS是一种综合征,通常继发于最初的有害刺激,并且不局限于单一的外周神经分布区,常与刺激条件不相符。Ⅰ型CRPS伴明显水肿,皮肤血流改变,异常的发汗行为,感觉异常和(或)痛觉过敏。病人的常见主诉是对冷痛觉过敏和对机械刺激感觉异常,检查时可发现明显的热痛觉过敏和振动觉异常。

Ⅱ型 CRPS(灼性神经痛):Ⅱ型 CRPS 是一种烧灼痛、感觉异常、痛觉过敏,常发生在手或足部某一主要的外周神经部分损伤后。最常见的伴发Ⅱ型 CRPS 的损伤为正中神经和坐骨神经损伤。

一、发病机制

引起 CRPS 第二型的原因比较简单,如枪伤、刀伤、神经丛和神经根损伤,带状疱疹等原因导致了外周大神经的损伤,便可诱发Ⅱ型 CRPS,也有报道称它发生于微小的损伤过程,如常规静脉穿刺或硬膜外注射甾体激素。损伤的严重性与最终病人症状的强度无关。但引起 CRPS 第一型的原因很复杂。各种外周软组织损伤、关节韧带扭伤、骨折、关节脱位、石膏固定、外科手术等都可引起。有些Ⅰ型 CRPS 患者找不到病因,可以是特发性的。最近的报道表明,中枢神经系统损伤如脊髓创伤、脑梗死、脑肿瘤以及内脏损伤如急性心肌梗死和神经丛的癌性浸润等亦可引起外周 CRPS。一些研究 CRPS 的权威认为肢体的闲置和失用以及受伤时心理应激是导致 CRPS 发病的危险因素。

尽管有关学说很多,但 CRPS 的明确病因和发病机制仍未阐明。交感神经功能异常被认为在 CRPS 的病理生理中发挥关键的作用。关于 CRPS 的病理生理学理论主要有交感神经活性增强、外周机械和痛觉感受器的致敏、改变中枢传入、神经源性炎症、中枢处理过程的改变、WDR 神经元敏感化的起始和维持。

二、临床表现

主要表现为感觉、自主神经和运动功能失常三联征,其表现和病程存在极大的差异。

1.感觉神经元功能异常

(1)疼痛:CRPS 伴发的疼痛是最突出的症状。疼痛常是持续的、自发的,但在身体或心理压力下常阵发性加重。其严重程度可自轻微不适至剧痛和难以忍受的疼痛,疼痛在夜间最重。可被描述为灼痛、酸痛、撕裂痛、挤压痛、刺痛或刀割样痛。多数病人的疼痛具有多种性质。最初,疼痛可能局限于损伤部位,但后来表现为不沿单一外周神经分布的非解剖性分布。疼痛常被描述为手套或袜子样分布。随着时间的推移,疼痛可扩展为包含整个肢体。也有人描述以下现象:疼痛扩展范围超出了受影响的肢体末端而至对侧肢体,有时扩展至同侧肢体或整个躯体的一侧,这种现象称为镜影。例如 CRPS 发生在左手掌,其右手掌相对应的部位也可出现相同的 CRPS 表现。镜影的产生是自发的,其原因还不清楚。

（2）感觉改变：感觉过敏（对刺激敏感性增强）为主要表现。病人特征性地保护受累的肢体，如果接诊医生企图碰触患病肢体，病人会有意退缩，肢体可拒绝任何接触。而且，可表现为痛觉过敏（对轻微的疼痛刺激反应增强），例如衣物或冷风接触均可引起疼痛。CRPS病人也会抱怨对受累肢体冷敷（冰块、氟烷）、振动（音叉）或轻触时会有不愉快或不舒服的感觉，但不是痛苦的感觉。IASP将上述感觉异常定义为感觉障碍。另外，还有一种迟发性痛觉过敏，是对刺激的迟发性反应过度和感觉遗留。

2.自主神经症状　CRPS患者普遍存在自主神经功能紊乱。可表现为血管收缩，产生皮肤苍白、发绀和发凉，或血管舒张，导致肢端发热、红斑，并常见明显的水肿和出汗异常（多汗或少汗）。随着疾病的发展，逐渐发生营养改变，包括皮肤厚度、光泽的变化；肌肉的萎缩；骨质脱钙；指甲增厚变脆；毛发枯燥；毛发和指甲的生长速度变慢。

3.运动功能失常　常见肌肉僵硬，而且比创伤、手术和其他常见病患者表现更严重。CRPS病人经常不能主动发起动作。不经治疗，肌僵会随着疾病的发展而进一步恶化。其他动力学异常症状和体征包括肌肉痉挛、意向性或姿势性震颤、肌力减弱和运动反射亢进。上肢肌张力障碍的典型表现为指屈曲或握拳状；下肢则常表现为马蹄内翻足。受累一侧运动范围常受影响，严重病例出现挛缩情况。

4.其他　其他临床表现包括反应性心理紊乱，如焦虑、抑郁和绝望。大多数CRPS病例都发生在四肢，也有人报道在上颌面部肿瘤手术后、子弹穿透伤、头部损伤和治疗难处理的牙病后发生面部疼痛综合征。面部CRPS的临床表现可能与肢端CRPS的临床表现相似。

三、辅助检查

CRPS的初步诊断常根据临床检查做出，但是在过去的十年中发明了一系列客观的检测方法来确诊这些临床疑似病例。实验室检查并非诊断CRPS必要的，但一定的附加试验有助于确认临床印象，确定交感参与成分，决定治疗方案。

感觉测定（定量感觉测试检查小纤维功能）、运动测定（肌电图及神经传导检查）、自主神经测定（定量出汗轴突反射试验、温度记录法、交感神经阻滞、多普勒流速计量法）、营养功能障碍测定（放射照相术、骨扫描法）均被提倡应用以加强诊断。选择性和特异性局麻药交感神经阻滞，如颈胸节（星状神经节）阻滞治疗上肢病变、腰交感神经节阻滞治疗下肢病变等，有助于确定交感神经是否参与CRPS的发生和维持。要警惕假阴性、假阳性结果。附加安慰剂对照试验（酚妥拉明输注试验）：

基本原理在于交感传出释放去甲肾上腺素,后者被认为涉及疼痛的产生及维持。酚妥拉明是非特异性 α-肾上腺素能受体拮抗药,静注后疼痛明显减轻则提示在疼痛状态中存在肾上腺素能机制。

四、诊断标准

CRPS 早期诊断是成功治疗的关键,所以熟悉其诊断标准非常重要。IASP 于 1994 年建立的 CRPS 诊断标准包括以下内容。

1.Ⅰ型 CRPS 的诊断标准

(1)最初的有害刺激或制动的原因。

(2)持续的疼痛,感觉异常或痛觉过敏,疼痛与最初的刺激不相称。

(3)疼痛区有水肿、皮肤血流变化和发汗行为异常的证据。

(4)排除存在其他能引起此种程度疼痛和功能异常的疾病后才能确诊。

注意:必须满足第 2～4 条标准。

2.Ⅱ型 CRPS 的诊断标准

(1)神经损伤后表现持续性疼痛、感觉异常和痛觉过敏,不必局限于受损神经分布区。

(2)在疼痛区域有时有水肿、皮肤血流变化和发汗行为异常的表现。

(3)这一诊断必须排除存在其他能引起此种程度疼痛和功能异常的疾病。

注意:必须同时满足这 3 条标准。

3.IASP 诊断标准 随着对 CRPS 病理生理学研究的深入,CRPS 的诊断标准也在不断的修改当中。2005 年,IASP 对上述诊断标准作了改进:

(1)持续的自发的疼痛与有害刺激不成比例。

(2)必须具备下列四项临床表现中的三项才能建立临床诊断。①感觉:痛觉过敏和(或)触诱发痛;②血管运动:皮肤温度或颜色的改变或不对称;③出汗异常或水肿;④运动:肢体或关节运动范围减少,运动异常或有皮肤,毛发,指甲的萎缩。

(3)在体格检查中必须具备上述临床表现中的任何一项体征。

(4)没有其他诊断能更好地解释病人的临床表现。

五、鉴别诊断

CRPS 的诊断比较直观,但需要和疼痛性外周神经病、糖尿病外周神经病、疱疹后神经痛、腕管综合征、深静脉血栓形成、急性关节炎等疾病相鉴别。沿外周神经分布或皮节分布的疼痛不符合 CRPS 的诊断。

1.深静脉血栓形成　与 CRPS 的临床表现相似,但患者疼痛较轻,水肿较重,很少有痛觉过敏,多普勒检查有助于诊断。

2.带状疱疹后神经痛　与 CRPS 均具有典型的神经病理性疼痛的特征,如痛觉过敏、触诱发痛,但带状疱疹后神经痛的疼痛部位多沿外周神经分布或皮节分布,并且有带状疱疹病史、遗留有色素沉着。

六、治疗

治疗的最终目的在于缓解疼痛、恢复功能、改善心理状态。目前治疗 CRPS 的方法有多种,导致治疗混乱,缺乏统一标准。选择 CRPS 的治疗方法时,必须考虑最初的病变、症状和体征、疾病的分期和治疗后的风险/受益率,并且需要考虑到社会心理学及生物物理学之间复杂的相互作用。通常采用综合疗法,包括药物治疗、物理治疗、行为改变治疗、神经调节、心理治疗等。

1.物理疗法　物理疗法的最基本目的在于功能恢复。根据个体需要可分为 4 个大的步骤:①受累区域脱敏;②制动、水肿控制、等长强化;③压力负荷、等张强化、运动范围、姿态正常化、有氧调节;④职业功能恢复,人体工程再调节。总的来说,及早的物理康复治疗和功能锻炼十分重要。理疗时要求同时应用心理和药物治疗。经皮电刺激(TENS)能够缓解疼痛,缓和局部病灶,增加患肢血流量,没有其他治疗所具有的副作用和并发症,易被患者所接受。皮肤脱敏治疗要在物理治疗师的指导下进行。尽管疼痛存在,患者仍然要缓慢地增加患肢的活动度,理疗时被动手法和活动范围很重要,在交感神经依赖性病人会产生伤害性疼痛。应注意等长强化运动,主动和主动辅助活动范围,必须注意不能用冰敷,因为 CRPS 病人不耐受寒冷刺激。如果病人症状改善,就继续这一疗法;如果病人症状没有改善,就需要结合药物和介入技术进行加强治疗。

2.职业疗法　职业疗法独立于理疗之外,也被考虑。然而,很少有研究报道职业疗法治疗 CRPS 的不同。考虑到费用与效果,理疗较职业疗法更有优越性。

3.心理疗法　最近的 IASP 会议报告建议病程少于 2 个月的疼痛病人通常并不要求正式的心理学介入,病程超过 2 个月的 CRPS 病人应接受心理评估(包括心理测验),以确定和治疗心理疾病,如焦虑、抑郁或人格混乱;所有使人病残的因素也必须确定。咨询、行为改变、生物反馈、放松疗法、群体疗法及自我催眠等方法均应被考虑。通常来说,来源于认知行为理论的原则对治疗慢性疼痛是有效的。生物反馈法对于慢性疼痛病人有帮助,虽然这一方法没有正式用于早期 CRPS 的治疗,但对于对现有治疗方法有抵抗的疼痛是有帮助的。

4. 药物疗法 内科药物治疗是重要的辅助疗法。镇痛药、肌松药、抗抑郁药、催眠药、非类固醇抗炎药、类固醇制剂、肾上腺素 α 阻断药(如酚妥拉明、育亨宾)、钙通道阻断药(硝苯地平)、口服麻醉药(如美西律)、抗惊厥药(如加巴喷丁)等都可以用作辅助治疗。虽然可用于治疗 CRPS 的药物很多,但目前尚无双盲对照的临床试验证明某个药物对 CRPS 确实有效。

(1)皮质类固醇类:类固醇治疗通常为口服泼尼松,从大剂量开始,然后迅速减量。多种类固醇类药物都被用于 CRPS 的治疗。Denmark 报道一组双盲随机对照研究,泼尼松口服 30mg/d,疗程不超过 12 周,结果疗效显著。

(2)非甾体消炎镇痛药(NSAIDs):全身应用非甾体消炎镇痛药治疗 CRPS 或其他神经病性疼痛常无效。然而,Vanos 报道对 7 例病人应用 60mg 酮咯酸溶于盐水或 0.5% 利多卡因中区域性静注,大部分病人的疼痛都明显减轻,并持续了 1~60d。重复阻滞后疗效持续时间延长。

(3)平滑肌松弛药:因为 CRPS 患者的血管收缩导致阻滞或神经缺血,有人应用药物来舒张血管。灰黄霉素(用量<2mg/d)可直接松弛平滑肌,对部分病人有效,但其不良反应如头痛、腹泻、恶心、呕吐等较常见。

(4)钙通道阻滞药:钙通道阻滞药(硝苯地平、维拉帕米、地尔硫革)已被证实用于雷诺现象可舒张血管且副作用低。Muizelaar 的研究强调应用钙通道阻滞药治疗,在 CRPS 的早期阶段较其晚期应用更有效。

(5)α-肾上腺素能受体激动药和拮抗药:中枢 α_2 受体激动药如可乐定可降低交感张力和舒张血管,已被用于治疗 CRPS。Rauck 等发表一篇硬膜外注射可乐定治疗 CRPS 的随机、单盲、安慰剂对照试验报道示,病人获得明显的镇痛效果。然而,镇静和低血压限制了可乐定的应用。现已表明,应用哌唑嗪、特拉唑嗪、酚苄明以及硝苯地平等药物阻断 α1 受体对部分患者有效,但是低血压、反射性心动过速、疲劳和头晕等不良反应限制了其应用。

(6)降钙素:降钙素是由甲状腺 C 细胞产生的含 32 个氨基酸的激素。能降低血浆游离钙的浓度并大大降低破骨细胞和成骨细胞的活性,导致骨溶解率的降低和骨内骨盐沉积增多。很可能它的有益作用在于改善骨质疏松。降钙素实验性地应用于治疗 CRPS,其结果也较好。降钙素可直接收缩骨血管,防止溶骨和成骨活动,而且具有镇痛效应。鼻腔内点滴降钙素,治疗变形性骨炎和骨质疏松效果较好。

(7)抗抑郁药:人们认为抗抑郁药可通过增加中枢疼痛调节系统递质活性(包括降低血清素系统和去甲肾上腺素系统的活性)而发挥镇痛效应。大部分支持应用抗抑郁药治疗 CRPS 或神经源性疼痛的证据集中于三环类抗抑郁药,只要能够耐受,首选阿米替林。如果一些三环类药物属于禁忌或不能耐受,也可考虑选试其他新型抗抑郁药,如舍曲林、帕罗西汀等。

(8)阿片类药物:治疗 CRPS 时常局部应用阿片类药物。Azad 与同事报道用低浓度吗啡(0.16mg/h,3.84mg/d)持续腋下臂丛神经镇痛可能对上肢 CRPS 病人有益。硬膜外联合应用阿片类药物和局麻药或鞘内注射阿片类药物已成功用于治疗 CRPS,全身用药只能作为治疗 CRPS 的最后手段,因为 CRPS 伴随的疼痛常对全身用药反应差。同时,应用阿片类药物可导致药物依赖性、抑郁和耐受性的发生。阿片类常用于辅助其他治疗,如控制疼痛以利于理疗。

(9)抗惊厥药:抗惊厥药被认为是一线治疗神经痛的药物。其镇痛作用的机制被认为是抑制传入冲动的电活动,尽管每种药物的作用机制可能不同。卡马西平是最常用的治疗三叉神经痛的药物。加巴喷丁治疗神经病性疼痛较其他抗惊厥药物(如苯妥英钠、卡马西平、丙戊酸)的应用更普遍,因其副作用小。加巴喷丁尤其能减轻痛觉过敏、感觉异常及皮肤和软组织的变化。

(10)局部用药:辣椒素、可乐定、硝酸甘油软膏和二甲亚枫霜可用于局部治疗。然而,这些药物的对照研究有限,临床经验很少。局部途径用药的优点是真实的,按经验许多药物都可以局部应用。

(11)解痉药:CRPS 患者在运动方面的表现为强直、肌张力障碍性固定姿势、肌力弱、震颤或肌阵挛性反跳。CRPS 患者的肌张力障碍常对治疗无反应。氯苯氨丁酸为特异性 γ-氨基丁酸(GABA)受体(B 型)激动药,可抑制外周感觉传入脊髓。鞘内注射氯苯氨丁酸治疗痉挛有效。由于口服氯苯氨丁酸有镇静效应且较少穿透入脊髓,因此鞘内注射被用于治疗伴肌张力障碍的 CRPS 病人。

(12)其他药物:有普萘洛尔成功治疗 CRPS 的报道。应用较大剂量普萘洛尔治疗后,疼痛和感觉过敏均缓解。拉贝洛尔也被应用于区域性静脉注射技术。

近期的几项研究报道,腕部骨折病人口服维生素 C 后,RSD 的发生率降低。有相当多的证据表明 N-甲基-D-天冬氨酸(NMDA)受体拮抗药,如氯胺酮,能取消动物伤害感受器的高敏性。Lin 等报道了硬膜外注入氯胺酮和吗啡、布比卡因混合液,每天 3 次,连用若干疗程,3～6 个月后疼痛可减轻。

5.神经阻滞 长期以来,神经阻滞中断、肾上腺素受体功能中断等介入方法被提倡用于治疗 CRPS。但少有关于神经阻滞用于诊断和治疗 CRPS 的时间、次数、必要性或适应性的循证医学资料。关于疼痛概念和分类学的科学进步导致人们重新评价交感神经节阻滞在 CRPS 治疗中的作用,最初被推荐用于减轻疼痛、促进物理治疗和功能恢复的神经阻滞,预防性使用能使有 CRPS 病史的病人术后受累肢体的疼痛复发率从 70% 降至 10%。尽管 CRPS 的发病机制不仅局限于交感神经活性增高,但应用局麻药行选择性交感神经阻滞仍是主要的治疗方法。

(1)局麻药阻滞:局麻药选择性交感神经链阻滞可被用于治疗 CRPS 或预测对交感神经切除术的反应。

(2)星状神经节阻滞:星状神经节阻滞多用于上肢 CRPS 的诊断和预后。星状神经节阻滞至少有三种方法,包括气管旁入路的盲穿法、C 臂引导下的正位法和斜位法。星状神经节阻滞的并发症包括局部血肿、气胸、椎管内阻滞、臂丛神经阻滞、喉返神经阻滞、食管穿刺和血管内注药及血管损伤等。如果星状神经阻滞病人出现 Horner 综合征,但不缓解疼痛,此时可做 T2~3 交感阻滞。这是因为部分病人支配上肢的交感纤维来自 T2~3,而不进入星状神经节内。如果星状神经节阻滞能暂时缓解疼痛,下一步可做星状神经节的脉冲射频治疗以达到长效缓解。由于星状神经节毗邻重要的神经和血管,目前不主张用热射频毁损星状神经节,以免引起严重的并发症。

(3)腰交感神经节阻滞:腰交感神经节阻滞对下肢 CRPS 的诊断和预后较硬膜外阻滞优先考虑应用。腰交感神经丛阻滞可用于治疗下肢 CRPS。如果用局麻药能够短暂缓解疼痛,对于年龄较大的病人,可用 6% 酚甘油 15~20ml 作神经毁损治疗;对于年龄相对较小的病人,可用热射频分步毁损腰交感神经丛以达到长期效果。

(4)持续椎旁交感神经阻滞:局麻药持续注入可产生长期的疼痛缓解,导管可置入任何交感神经处以阻滞节前(如硬膜外)和节后纤维(如臂丛)以及交感神经节。在上肢,交感神经阻滞可以通过将药物注射到颈胸神经节、颈硬膜外空隙、斜角肌间区域、臂丛等部位,或静脉给药局部封闭。其他治疗包括注射酚妥拉明或利多卡因。

(5)硬膜外和鞘内用药:对于难以解决的顽固性疼痛,需要鞘内注射麻醉药,稀释的局部麻醉药可以通过一次性注射或留置导管数周的方式送到硬膜外腔。这样能有效阻断交感神经,可在大的侵入性技术前应用。双盲对照试验显示,可乐定硬膜外应用对 CRPS 病人有效,但改为口服给药后则无镇痛作用。

(6)躯体神经阻滞:躯体外周神经阻滞,如臂丛、腰丛和硬膜外阻滞可治疗CRPS。

(7)局部静脉阻滞:局部静脉阻滞是将局麻药单独(Bier 阻滞)或合用其他药物(交感神经局部静脉阻滞)注入由止血带扎住的闭合的静脉系统。通过药物从静脉血管直接扩散到周围神经而产生麻醉和(或)交感神经阻滞作用。静脉区域麻醉可用于上肢和下肢的 CRPS。选用药物有利多卡因、利血平、胍乙啶、可乐宁、酮色林等,报道效果不一。

6.神经破坏和神经强化

(1)交感神经切除术:非手术治疗失败时,可选用外科或化学性交感神经切除、交感神经节射频切除等。拟行交感神经切除前,应以安慰剂对照试验明确交感维持性疼痛的诊断。然而,这种方法存在交感神经切除后神经痛的潜在危险,表现为肾上腺能受体去神经超敏现象。化学交感神经切除术能够暂时降低交感神经紧张度,减轻交感神经依赖性疼痛,让广动力神经元得到平息恢复到正常功能。这种方式切除的交感神经通常会在 3~4 个月复生,但不会产生外科手术切除的后遗症。在治疗 CRPS 病人时,一般不鼓励通过外科手术方式切除交感神经。因为在外科手术切除交感神经切除术的患者中,有 30%~50% 可发展为不依赖于交感神经的疼痛。另外,因为有对侧交感神经支配,这种手术方式很难彻底切除交感神经,而且交感神经节会再生出交感神经。对循环中的儿茶酚胺类物质的过敏反应也会使这一区域复发疼痛。受累肢体截肢术用于药物治疗无效的疼痛、肢体复发感染,旨在改善残肢功能。但仅少部分人疼痛可通过截肢缓解。

(2)交感神经射频毁损:射频损伤是一种热损伤,是由控制电场输送电流至电极尖端作用于靶组织而产生的。射频损伤的目的是希望其造成神经系统的损伤而产生治疗作用,现在其治疗的范围正逐步扩大。射频损伤交感神经的持续时间明显长于局麻药阻滞时间,但效果避免了神经损伤后的严重并发症。

(3)脊髓电刺激(SCS):置入装置如脊髓刺激器越来越多地用于难治性 CRPS以缓解症状。神经调节方法包括外周、脊髓和丘脑刺激。先试探性地将激动器置于体表,如果能有效控制疼痛,则将激动器进一步置于皮下。这一激动器类似于置于脊柱脊髓的经皮电神经刺激器,同样都是根据闸门控制学说而发明的。随机对照研究表明:脊髓刺激＋物理治疗疼痛缓解与生活质量改善比单纯物理治疗明显。已行交感神经切除的 CRPS 病人 SCS 仍有镇痛作用,这提示 SCS 介导的镇痛并非抑制交感功能,其作用机制可能涉及脊髓和脊髓上组织的神经化学改变,可能通过GABA 介导机制来抑制背角神经元 A_β 纤维介导的过度兴奋。病人通过 SCS 能达到镇痛效果而不改变交感功能,这提示并非在所有病人中均存在疼痛和交感功能的相互依赖。交感功能的损伤与疼痛的临床症状如疼痛、水肿、温度差别等不一致的现象也支持本观点。

(4)外周神经刺激:将电极深置于外周神经处,电极与神经之间隔着一层筋膜。

最常置入的位置是尺神经、正中神经、隐神经、胫神经。Racz 等报道了 11 例患者应用周围神经刺激后,睡眠质量改善,麻醉性镇痛药的用量减少,疼痛减轻。

WHO 认为疾病-损伤-残疾-缺陷之间存在连续性。对上肢 CRPS 病人的 5 年随访显示,病人在日常生活中仍继续有损伤和残疾。CRPS 严重病例可能出现明显的功能限制,甚至受累肢体需截肢。荷兰一项对上肢 CRPS 病人 5 年随访研究显示,26% 的病人不得不改换工作,近 30% 的病人不得不停止工作 1 年以上,而 72% 的病人仍继续全职工作。普遍认为症状慢性化时预后较差,但是人们对于病程中的感觉、运动、营养、自主等紊乱的发生、时间以及强度变化的预后性暗示并不清楚。

第五节 幻肢痛

幻肢痛是主观感觉已切除的肢体仍然存在疼痛,并有不同程度、不同性质的幻肢觉,是截肢后常见并发症之一,发生率 50%～80%,常伴有残肢痛。幻肢痛首次发作通常在截肢后的早期。一些研究显示,75% 的患者截肢后数天就可出现幻肢痛,但也有少数患者在截肢后数月或数年后才出现。慢性、长期的幻肢痛严重影响患者的功能和心理康复,影响患者的日常生活以及交往与工作能力,降低了患者的生活质量。Sherman 和 Arena 的研究表明,在有幻肢痛的患者中,18% 失去工作能力,33.5% 工作能力受到影响,82% 存在轻重不等的失眠现象,43% 社会能力降低,45% 日常活动受到影响。幻肢痛发病机制尚未完全阐明,目前仍缺乏有效的治疗方法,国内外文献报道也存在争议。

一、发病机制

目前尚无确切机制可以完全解释幻肢痛,可能与术前疼痛、术中损伤性刺激、术后疼痛及病人的心理状态有关;与感觉传入的各个环节发生变化有关,如外周感受器、感觉传入纤维、脊髓传导通路、丘脑,甚至皮质出现改变。神经中枢与外周神经的相互作用在幻肢痛、残肢痛的产生、维持方面起着重要作用。

1.幻肢痛所涉及的外周机制 无论何时发生细胞损伤,均会有化学物质和酶的释放,常见的有以下几种①组胺:导致了肿胀,同时刺激伤害感受器,引起疼痛冲动;②缓激肽:通过刺激痛觉传导神经纤维而增加疼痛动作电位的频率,也可刺激其他邻近组织释放前列腺素,这是目前所知的一种最活跃的致痛因子;③磷脂酶:由于细胞损伤而被激活,它作用于花生四烯酸,被环氧化酶转换成化学介质前列腺素,后者刺激伤害感受器引起疼痛。只要有刺激,传入神经就会产生冲动。在幻肢痛患者中,化学介质致敏了疼痛感受器,使传入神经自动产生大量生物电,这些自身放电被称为异位放电,而传入神经的重复活动,也导致邻近神经原产生生物电。对于易兴奋膜的生理学而言,钠通道至关重要,在幻肢痛患者中,钠通道膜电位发生重建和改变反过来会使来自传入神经的异位放电大大增强,异位放电是钠通道高调整的结果。因此,钠通道的活动性增加,即会使疼痛增加。

2.幻肢痛所涉及的中枢机制 ①中枢感受性:增加背角疼痛感受神经原活动性或冲动,接着重复刺激 C 纤维,可引起中枢过高的兴奋性和感受性,这种阈值的降低和对有害刺激的敏感性增加,产生了激惹现象,这种现象在幻肢痛患者中持续存在。②谷氨酸和 NMDA 受体复合物:谷氨酸是中枢受有害刺激后释放的主要兴奋性氨基酸,但 NMDA 受体必须被谷氨酸自身作用所活化,NMDA 受体活化又有助于增加谷氨酸水平,从而产生反馈环路,维持着其敏感性。γ-氨基丁酸是一种抑制性递质,去抑制或这种抑制机制丧失,可引起兴奋性和自发性神经冲动,同时伴有对刺激的超常反应。③大脑皮质功能重组:新近研究显示截肢后的大脑皮质功能重组很可能是产生幻肢痛的中枢机制之一。截肢后伴有幻肢痛者,大脑皮质出现明显的功能重组现象,而截肢后不伴有幻肢痛患者,无明显的皮质功能重组现象。大脑皮质功能重组的程度与幻肢痛的程度有关,而与无痛性幻肢感之间无明显关系。在正常情况下,当外周或中枢刺激传入神经基质被加工后,可相当准确地获取刺激的部位,但幻肢痛患者疼痛定位出现了问题。因此,大脑依旧觉得所接受的冲动来源于缺如的断肢。尽管机体失去了部分肢体,但大脑仍有原始的固定布局。断肢前中枢神经系统的改变同样对随后的疼痛体验有相当大的影响,例如,当病人的躯体疼痛效应整合到神经基质时可引起其改形,因此导致了相同类型的术后疼痛,疼痛信号持续传入大脑,可导致细胞内构形的可塑性改变,最终引起疼痛记忆的形成。

3.幻肢痛与病人的心理状态的关系 有研究发现,有幻肢痛的截肢者,其心血管反应性增高,尤其当他们回忆截肢事件时,心率、收缩压增高,表现出更强的交感反应性,提示幻肢痛与患者对截肢事件的痛苦经历的长期记忆有关。对肢体丧失抱积极乐观态度的人较少遭受幻肢痛。虽然幻肢痛的发作极大地受紧张、抑郁等心理因素的影响,但没有充分的证据表明人格障碍在慢性幻肢痛的发病中起重要作用,同样也无证据表明人格障碍在幻肢痛截肢者中比无幻肢痛截肢者多。心理因素如注意力分散、心情放松、恐惧、压抑、以前的疼痛经历及家庭和文化背景,影响疼痛感受的方式。

4.截肢后不同时间幻肢痛的形成机制可不同   术后早期,来自受损神经的伤害性刺激传入和"重现",某些正常存在的"神经纤维联系"的功能,对形成早期出现的幻肢痛和触发区现象可能有关。此后,中枢不同水平相继出现的可塑性改变和持续来自受损神经以及来自体表触发区的伤害性刺激,可能进一步促进大脑皮质的功能重组过程。当大脑皮质的功能重组达到一定的程度后,即可能形成长时间出现的幻肢痛。

二、临床表现

幻肢痛是神经痛的一种类型,主要有如下表现。

1.幻觉   几乎所有被截肢的患者都有过"幻觉",一种对已失去肢体的感觉,其原因可能是缺如的肢体在大脑中留下的神经学印迹和记忆。患者可以感受到非正常的肌肉运动,如感觉肢体不在正常位置,也常感觉到肢体长度、大小和温度的变化。

2.残肢痛   表现为残肢的局部性疼痛,其原因包括神经瘤形成、骨刺、感染、局部缺血、坏死、粘连、肌肉痉挛、残端营养不良、不合适的假肢等。

3.幻觉痛   是一种神经型疼痛,被截除肢体原来就有病痛的患者更易发生幻肢痛,其部位和性质都可能与截肢前的疼痛非常相似。临床观察发现,截肢平面愈高,幻肢痛发生率愈高;上肢截肢幻肢痛的发生率比下肢截肢高;6岁前的儿童截肢未见术后幻肢痛。全身各部位组织切除后均可发生,尤以四肢远端和乳房切除后多见。对大多数患者来说,幻觉痛会随着时间的推移而减退,但部分患者表现为持续性疼痛,日常生活会受影响。幻觉痛的强度和频率变化非常大,通常被描述为典型的神经痛症状,如间断剧烈的刺痛加表面持续的烧灼感、痉挛痛、跳痛、压榨性疼痛等。

幻肢痛是肢体缺如的患者真实的感觉,而不是"含糊不清的幻觉"。幻肢痛可由创伤、全身性疾病(闭塞性周围血管炎)、糖尿病足溃疡继发感染、恶性疾病或先天畸形等所致。截肢后初期,患者从心理上难以接受业已存在的事实,丢失一个肢体所产生的心理损害是明显的。截肢患者可出现各种情绪紊乱,如对身体和社会调整适应的焦虑、抑郁、痛苦和自卑等。研究表明疼痛与抑郁常同时存在,疼痛可加重抑郁状态,不良情绪亦会诱发疼痛加重。

三、诊断依据

接诊幻肢痛患者必须从临床问题开始,详细询问病史以及进行全面的体检。

同时,也要重视精神状态的检查,特别是与近期心理紧张和沮丧相关的。目前,国内、外均采用两种主观的评定方式评定幻肢痛的强度并将其量化。

1.视觉模拟评分法(VAS)　方法为划一长度为 10cm 直线,0 处表示无痛,10cm 处表示极痛,让患者在直线上标示出其疼痛程度。

2.麦吉尔疼痛问卷(MPQ)　分 4 个部分:①疼痛定级指数,含感觉、情感、评估、杂项 4 大类 20 项,共 78 个表达疼痛的词;②现在疼痛强度,从无痛到极痛有 6 个词可选;③选词总数;④疼痛情况和持续时间,有 3 项 9 个词。根据患者肢体缺如以及典型的神经病理性痛症状一般诊断不难。

四、治疗

幻肢痛的治疗目的为尽快阻止神经系统发生更持久的可塑性改变,当前,基本治疗主要有药物治疗、心理治疗和物理治疗。

1.断肢后急性疼痛的治疗　断肢后如不能很好地控制急性疼痛,有可能使患者逐渐虚弱而发生慢性疼痛综合征,而断肢术后采取积极的治疗,可预防或减轻幻肢痛。常用的方法如病人硬膜外自控镇痛,由病人控制的静脉镇痛药,鞘内应用阿片类药物和神经阻滞,再结合适当的辅助疗法如应用非甾体类消炎镇痛药和对氨水杨酸等。早期物理康复对此类病人也有益。

2.药物治疗

(1)抗癫痫药(抗惊厥药):幻肢痛应用抗癫痫药主要根据癫痫和神经痛在病理生理及生物化学方面极其相似的原理,常用药卡马西平主要通过抑制皮质下异常突触传导及病理性多神经元反射而起镇痛作用,它可通过抑制病变神经元的异常放电而发挥作用,用于治疗三叉神经痛时被证明非常有效,但用于治疗幻肢痛时作用的确定性非常小。加巴喷丁在外周抑制钠、钙通道,在中枢抑制来自传入神经纤维异位放电,对幻肢痛有明显的缓解疼痛作用,而对患者的情绪、睡眠和日常生活无影响,但长期使用易产生耐受性。

(2)抗抑郁药:常用的如三环类抗抑郁药阿米替林,选择性 5-羟色胺再摄取抑制药氟伏沙明等,这些药物均可用于幻肢痛的治疗,其作用机制主要是阻止单胺类神经递质 5-羟色胺和去甲肾上腺素在中枢神经系统的再摄取,同时也可在外周阻滞钠通道,改善或消除抑郁状态,起到镇痛作用。

(3)NMDA 受体拮抗药:NMDA 受体拮抗药阻断 CNS 内的谷氨酸受体。谷氨酸是一种兴奋性的神经递质,其被认为是在接受伤害性刺激后能促进 CNS 产生反应。常用的如氯胺酮、氯苯氨丁酸等,前者可减少激惹和痛觉超敏,后者可抑制

GABA 对 GABA 受体的作用。不良反应为镇静、恶心、烦躁不安甚至幻觉。

（4）非甾体类消炎镇痛药：其作用方式主要是抑制环氧化酶活性，减少花生四烯酸代谢物的形成从而减少疼痛。这些药物治疗急性炎症痛或癌痛时非常有效，然而在治疗幻肢痛时常无效。

（5）阿片类药物：阿片类药物作用于脊髓的 μ 受体，他们抑制中枢伤害感受性神经元产生超极化状态。在断肢术后一段时期内有一定作用，对残端痛非常有效，但对幻肢痛作用甚微，应谨慎使用。阿片类药物在使用过程中有明显的恶心、呕吐等不良反应，而且具有成瘾性，临床应用过程中应谨慎注意。

（6）神经免疫内分泌系统修复剂：该类药物中的神经妥乐平被用于治疗各种疼痛性疾病。神经妥乐平对前列腺素的生物合成没有抑制作用，其镇痛机制是作用于下丘脑，激活疼痛下行性抑制系统，增加 5-羟色胺的释放量，从而发挥中枢性镇痛作用，并在慢性应激反应负荷下，使处于痛觉阈值低下的痛觉过敏状态恢复到正常水平。

3.神经阻滞　治疗幻肢痛的早期集中于阻断刺激，持续输注局麻药，它在消除术后疼痛方面证明是有效的，但对幻肢痛无效。因此有的着眼于预镇痛，利用局麻药的硬膜外浸润作用，减少外周疼痛信号的传入，以免刺激中枢神经系统并减少术后幻肢痛的发生率，使"疼痛记忆"消失。而交感神经阻滞抑制中枢神经系统或外周神经系统的内源性儿茶酚胺作用。预镇痛，即阻断体神经系统和交感神经系统，展现出了可治疗幻肢痛的前景，疼痛部位浸润或局部麻醉同样有效，尤其对残端痛患者。

4.物理治疗　对幻肢痛的物理治疗多采用经皮神经电刺激（TENS）、干扰电、水疗和蜡疗等方法。经皮电神经刺激镇痛是一种简便、安全的有效方法，长期使用无副作用，可使患者提高疼痛耐受力而避免使用更强效的镇痛药。

5.心理、行为治疗　截肢后的患者多有沮丧、悲观、消沉、逃避等心理反应，抑郁症和焦虑症发生率也很高，而焦虑症与疼痛密切相关。因此，生理、心理、社会因素对幻肢痛有重要的调节作用。Flor 认为，因为成年人大脑的能力（如首要躯体感觉皮质的感觉功能）具有可塑性，所以，对幻肢痛患者可以在截肢后早期对大脑起生物反馈作用的行为进行干预，从而改变大脑皮质对疼痛的记忆。例如术后安装即时假肢，并有针对性地进行假肢功能训练，以达到预防和治疗幻肢痛的目的。截肢患者对待疾病的心态不同，对疼痛的耐受性也存在差异。应对患者进行不同时期的心理评定，并根据疼痛测试和评定结果制定个体化心理治疗方案。心理支持及放松治疗可转移患者对疼痛的注意力，缓解紧张和压抑，以及培养患者新的健康认知来改变对疼痛的感知。心理治疗还可通过讲授截肢后幻肢痛的基本知识,让患者了解其发生机制及影响因素,以能自己控制和解决影响幻肢痛的某些因素,从而减少疼痛的发作。

6.中医治疗　中医认为肢残患者骤受惊恐,必致气机逆乱、上扰清穴,导致神魂失调、气血大伤、髓海失养,日久则瘀血内生、痹阻经络,导致经络传输功能失常,故病发幻肢痛。针灸镇痛的临床效果已被充分肯定,故治疗上可选取相应穴位配合头针,以养心安神、镇惊止痛、养血和血、疏通经络。

7.手术治疗　瘢痕、神经瘤切除及残端重建术均是必要而有效的方法。侵入性外科治疗如脊髓前侧支切除术和神经切断术由于成功率非常低,常作为最后的手段。

目前,随着对幻肢痛病理机制研究的不断深入、观念的更新、新技术的应用和治疗手段的增加,使治愈率明显提高。对截肢后幻肢痛患者应按照生理-心理-社会医学模式进行综合治疗,以期实现全面康复、早日回归社会的目的。

第六节　帕金森病疼痛

国内帕金森病和帕金森综合征患病率为 44.3/10 万人口,其中帕金森病患病率 34.8/10 万人口。临床主要特征为进行性运动徐缓、肌强直、震颤及姿势反射丧失。帕金森病起病多缓慢,逐渐加剧。在帕金森病中,大家关注最多的是上述常见的运动症状,发现影响很多帕金森患者的不是运动症状。因为这些症状由于多种有效药物的问世与应用,相对来说在一段时间内不是主要问题。而一些非运动症状包括抑郁、便秘、疼痛、泌尿系统疾病、睡眠障碍等应引起大家的重视。其中帕金森病引起的疼痛和感觉症状,越来越多地引起人们的关注。很多患者都会出现疼痛,而且某些患者中,此症状比运动症状出现得早。何种程度的疼痛才属于中枢痛尚不清楚。

一、发病机制

帕金森病,是发生于中年以上人群黑质和黑质纹状体通路的变性疾病。疼痛发生的主要原因是肌强直。表现为"铅管样强直"和"齿轮样强直"的患者,由于肌肉血循环差,酸性代谢产物积聚,可产生明显的持续性肌肉酸痛。少部分患者疼痛原发于中枢,而属于中枢痛的范畴。

二、临床表现

疼痛为帕金森病患者最常见的主诉,呈间歇性、定位不清,性质为夹样痛、痉挛痛或持续隐痛,伴有烧灼感、痛性张力障碍。帕金森病患者的疼痛有几种形式:持续性肌肉酸痛,通常在一段时间内仅局限于一个区域,如肩膀、上臂、小腿或颈部。对于有些患者而言,在肩部或小腿的疼痛可能是帕金森病的症状之一。腿部肌肉尤其在夜间的痉挛比较常见,痉挛发生在帕金森病药物浓度消退时,如果帕金森病药物对疼痛有效,那么疼痛常与帕金森病相关。如果疼痛严重且持续时间较长,可能与帕金森病无关。大多数疼痛与运动症状轻重有关,而运动症状又与药物治疗反应有关。这种体征与基底节对躯体敏感性、疼痛的调节作用相符。另外,帕金森病患者的焦虑状态、情感淡漠、抑郁等神经精神症状和疼痛会相互加重。

肌强直是帕金森病主要临床特征之一,严重的肌强直可造成局部僵硬,影响肢体运动,肌强直多表现为"铅管样强直"和"齿轮样强直"。但随病情进展有些病人可出现强直肌群疼痛,如肩背部,呈胀痛、刺痛等不适。少数病人可见下肢尤其是小腿肌肉疼痛不适,多在安静或睡眠时出现小腿肌肉蠕动疼痛伴以不规则的小腿活动,呈不宁腿综合征表现,影响睡眠和休息。

帕金森病患者还可见身体的某些部位出现异常的麻木针刺感、温热或寒冷的症状,出现异常温热感觉的病人较多见。这种异常的温度感多出现在手、脚。病人中出现异常发热感的情况比较多见,身体的某些部位甚至会出现烧灼感,有时应用帕金森病药物可缓解。有的表现为异常感觉在身体的一侧或是出现在体内,如感到胃部或下腹部不适。

脑脊液检查多巴胺的代谢产物高香草酸(HVA)显示含量降低。

三、诊断依据

根据帕金森病的诊断及患者疼痛具有中枢性疼痛的特点,并伴有肌强直、异常感觉等,诊断并不困难。临床须与丘脑、脊髓缺血、损伤引起的中枢痛等相鉴别,他们一般都具有典型的神经损害表现及体征,一般鉴别比较容易。

四、治疗

1.原发病的治疗 药物治疗可使病人的症状在一定时间内获得不同程度的好转,但皆不能阻止本病的自然进展。药物主要有抗胆碱能药物、多巴胺替代疗法、多巴胺受体激动药。药物和手术都有发生并发症的可能,医生必须根据病人的具体情况决定选择何种治疗和及时调整药物的剂量。应鼓励病人尽可能多地进行体力活动、继续工作，培养业余爱好。请体疗医师训练病人能更好地从事行走、进食等日常生活的活动。

2.药物治疗　治疗帕金森病肌肉僵直引起的疼痛，补充左旋多巴有很好的疗效，多数病人在药物起效时随着肌肉僵直的缓解而缓解。但在用药的后期，少数患者在左旋多巴起效的高峰期反而会出现下肢尤其是足趾的痉挛性疼痛。出现这种情况往往比较难处理，因为这显然是左旋多巴的副作用，减少剂量往往可以减轻痛性痉挛的症状，但同时又使帕金森病的症状不能很好缓解。遇到这种情况，多采用减少每次左旋多巴的用量，但增加给药的次数，或增加多巴胺受体激动药的药量的方法。如果不能奏效，可以尝试局部注射肉毒素方法，起到缓解的作用。

盐酸乙哌立松是一种中枢性肌松药，为非去极化肌松药，可以直接作用于中枢神经系统而松弛骨骼肌，并且能松弛血管平滑肌，改善肌肉血液供应；同时该药主要对脊髓反射和 γ 运动神经元起作用，能有效抑制脊髓反射和肌梭的敏感性，从而抑制疼痛反射，切断肌强直的恶性循环。

3.神经阻滞疗法　在相应部位选择对应的神经阻滞时，有一定疗效。脑下垂体阻滞术治疗帕金森病疼痛也显示了良好的疗效，可以长期缓解顽固性疼痛。

4.手术疗法　症状限于一侧或一侧较重的病例，如药物治疗无效，可考虑立体导向手术以减轻对侧肢体的肌强直，从而减轻疼痛，但术后均易复发。自身肾上腺髓质移植也放弃不用。对于其他方法治疗无效的顽固性疼痛，可以采用切断挛缩肌肉的方法以减轻疼痛。

第七节　中枢性疼痛

中枢性疼痛作为专业术语在 20 世纪中期已经提出，20 世纪 70 年代才开始对此有所研究和认识。目前，对中枢性疼痛尚无统一的定义，概念也众说不一，较为混杂。国际疼痛学会（IASP）提出的中枢痛的新概念为由中枢神经系统的病变或功能失调所引起的疼痛。这里的核心是由于中枢神经系统内的原发过程，而不是外周引发的疼痛，外周引发的疼痛虽伴有中枢机制，但也不属于中枢痛。如臂丛撕脱、幻肢痛引发的疼痛，虽有中枢机制，但并不属于中枢痛。中枢性疼痛常发生于老年人，引起中枢性疼痛的病灶多位于脊髓、脑干、丘脑、大脑皮质、皮质下等痛觉传导通路，以丘脑病灶引起的丘脑痛发生率最高。其临床表现为发作性或持续性烧灼、针刺样剧烈疼痛，任何轻微刺激皆能触发，刺激强度与疼痛程度不成比例，其发作常延迟于诱发因素之后。以疼痛学分类,可将其归于神经病性疼痛、神经源性疼痛或全身性疼痛,表现形式多为慢痛。中枢性疼痛在解剖学上分为脊髓相关的疼痛和脑相关的疼痛,两者表现的症状和体征可能完全不同。其代表性疾病是丘脑痛、瓦伦伯格综合征、脊髓损伤后疼痛、卒中、多发性硬化等。另外,也有将由于神经症、精神分裂等疾病引起的精神(心理)疼痛归属于中枢性疼痛。

脊髓相关的疼痛与脑相关的中枢性疼痛流行病学是不同的。脊髓相关的疼痛最主要的原因是外伤,其中交通意外是最常见的,占 60%～70%。其他少见的原因是手术治疗不当、炎症、肿瘤、血管病及先天性疾病。而脑相关的中枢性疼痛主要原因是血管病,少见的原因有肿瘤和炎症。

中枢痛的具体病因主要有:脑脊髓的血管意外如梗死、出血、血管畸形等,可有急性和慢性进行性病变;多发性硬化,即脑桥、延髓或脊髓的多发性硬化或肿瘤;外伤性脑损伤,如子弹穿透伤、交通意外等;脊髓空洞症、延髓空洞症,常导致中枢痛,但与病变发生速度的缓急无关;脑脊髓脓肿、肿瘤;病毒、梅毒引起的脊髓炎;癫痫;帕金森病;卒中,病变大多在丘脑。

一、发病机制

中枢性疼痛的机制与外周伤害性疼痛的机制明显不同。一般外周组织病变和损伤所造成的伤害性刺激经上行传导束到感觉皮层,都会产生即时的定位准确的疼痛感,因果关系较为明确。例如遇到手部刀割伤,几乎所有人(特殊情况除外)都会感到性质相同的十分明确的疼痛,只是个体的耐受性有差别。与此不同的是,在中枢神经系统内沿脊髓、脑干、丘脑到皮质的传导通路上,几乎任何部位的病理损害都有产生中枢性疼痛的可能,但是即使是上述相同结构的相同病理损害,却只有部分患者出现中枢性疼痛,即因果关系不十分明确。因此,不能用伤害性冲动传入模式及疼痛的闸门机制解释中枢性疼痛。临床观察到中枢性疼痛存在明显的个体差异,心理和社会因素也起着重要作用。最近的研究表明中枢性疼痛的病理生理很复杂。中枢性疼痛常与丘脑的腹后外侧核有关。丘脑是将来自脊髓和脑干的各种感觉信息向大脑皮质传递的中继站,并对疼痛信息进行初步整理、记忆和储存。丘脑损伤后,这些储存在丘脑的疼痛信息就会失控地不断提供给大脑而产生疼痛感。这主要是因为丘脑至大脑皮质的传导功能发生改变,包括抑制性和敏感性缺失。一种可能的机制是正常情况下,不会激活痛觉神经元的阈下刺激使这些神经元产生了放电。损伤后,未受累的温度觉神经元兴奋后可激活痛觉神经元,从而引发疼痛。尽管丘脑病变仍是主要原因,但是大脑皮质病变也是导致中枢性疼痛的一个重要原因。临床证据表明在中枢神经传导路径完全阻断(如脊髓断裂)的情况下,大脑仍能感到类似来自远端肢体伤害性刺激所引起的疼痛。这种疼痛感觉往往延迟于损伤之后,并持久存在。边缘系统参与疼痛的情绪反应,心理因素和情感反应在中枢性疼痛中所起的作用,远远超出在其他伤害性疼痛中所起的作用,这一现象已得到广泛认识,并得到临床治疗的证实。

脊髓后角胶状质(板层Ⅱ、Ⅲ)是痛觉信息处理的主要初级部位,当脊髓损伤后,后角对痛觉信息的调控功能发生改变,在没有伤害性刺激传入的情况下,非伤害性刺激(机械压迫或温热刺激)也可产生明显的痛觉体验,即非痛信息对痛信息的易化作用。当脊髓完全离断时,因缺乏远端传入信息,而使正常的疼痛抑制控制机制被消除,主要体感投射通路上的神经元会产生异常的高频发放,从而产生痛感。

新近的研究表明,在中枢神经系统内(特别是在脊髓内)N-甲基-D-天冬氨酸(NMDA)受体对疼痛调制机制起重要作用。NM-DA 受体是一种兴奋性氨基酸受体,不仅在脊髓伤害性刺激的传导中具有重要作用,而且是介导病理性脊髓损伤的关键受体。实验表明,NO 和 NMDA 共同参与温热刺激的过敏反应。

二、临床表现

中枢性疼痛经典的三联征为:固定位置的烧灼样疼痛、对冷刺激异常的感觉以及接触可加重疼痛。不论产生于脑水平的损害,还是脊髓水平的损害,都有以下共同特点:疼痛可能累及身体的很大部分,或局限在某个位置,疼痛的区域常与躯体感觉障碍或消失的区域部分或全部一致,即临床检查时发现有感觉减退或感觉丧失的肢体而为患者主诉疼痛的肢体。疼痛常延迟于原发性损害(诱发因素)之后立即出现或延迟几年,长达2~3年。大多数自发性中枢痛是持续存在的,并没有无痛间隔。疼痛的性质与外周神经损害所致的非传入性疼痛相类似,患者描述的常为持续性钝痛、麻刺样痛、烧灼样痛或束带紧箍感,有时可有短暂性刀割样或电闪样急性疼痛发作。疼痛的强度从低到极高不等,即使疼痛强度轻或中等,患者评价这种疼痛也是严重的,这是因为其难忍性持续性给患者带来痛苦。皮肤刺激、身体运动、内脏刺激、神经和情绪的改变均可加重中枢痛。患者大多伴有痛觉超敏,即正常情况下不产生疼痛的刺激,如触、轻压、温热、稍冷而诱发疼痛。

中枢性疼痛的患者常有明显的原发性中枢神经系统病变的体征,如深浅感觉障碍、运动功能障碍、反射异常等,患者可能有肌无力的迹象,这可能是由已知的神经损伤或患病部位的损伤引起的。患者多有躯体感觉异常,可作为中枢痛患者的诊断依据,主要有以下感觉异常:感觉减退、感觉过敏、感觉异常和感觉迟钝、麻木、反应潜伏期延长、后感觉、积累等。

三、诊断依据

根据特定的病史和患者对疼痛的描述常可以作出诊断。患者有中枢神经系统疾病史,如卒中、多发性硬化症、脊髓外伤、脊髓空洞症等。临床表现为神经病理性疼痛的特点,有明显的原发性中枢神经系统病变的体征和感觉异常。脑脊液化验,表现为原发神经系统疾病的特点,炎性反应较常见,如细胞数增多、蛋白增高等。CT、MRI 可显示神经系统损伤的征象。肌电图可表现为受累神经传导速度减慢。定量感觉测定(QST)可表现为各种感觉异常。临床上需作伤害感受性和心理性中枢痛的鉴别诊断。

因疼痛是患者个人的主观感受,难以用客观指标来衡量。因此,迄今尚无一种行之有效的客观疼痛评定方法。目前常用的疼痛评估法多采取患者描述或问卷量表的形式,同样适用于中枢性疼痛的评估。临床上多采用较为简便实用的方法,如视觉模拟评分法(VAS)、简式 McGill 疼痛问卷(MPQ)评定法、六点行为评分法以及疼痛整合评分法等。

四、治疗

尽管最近关于中枢神经系统损伤所致疼痛的病理研究已很深入,但中枢性疼痛治疗仍是个难题,在治疗中所做的努力更多的在于减轻或缓解疼痛,而难以达到消除疼痛。部分中枢性疼痛有可逆性,有些脑卒中后或脊髓炎所致的中枢痛不经特别治疗或经一般对症治疗后可缓解。一般病程多达 4 个月至半年以上。对于中枢痛,尚无通用的、非常有效的治疗方法,目前治疗脑卒中后疼痛已经不局限于某一种疗法,而是采取综合治疗的方法。治疗方案应包括药物治疗、物理疗法和心理支持疗法等。

1.原发病治疗　中枢性缺血性疾病往往经扩张血管、降低血液黏度、改善脑供血治疗后,一些患者的中枢性疼痛症状会有所缓解。多发性硬化或急性脊髓炎经系统性内科治疗后,疼痛症状也会明显缓解甚至消除。

2.药物治疗　治疗中枢性疼痛的药物主要有以下几类。

(1)镇痛药:①应用中枢性非阿片类镇痛药,少数患者的疼痛有一定程度的减轻。目前常用药物有:曲马朵、右旋美沙芬、可乐定、对乙酰氨基酚等。曲马朵为中枢神经系统抑制药中的非成瘾类镇痛药,结构与阿片类衍生物有相似之处,治疗剂量不具有阿片类药物的副作用。目前认为有前景的是中枢性镇痛药受体拮抗药和中枢性 α_2-肾上腺素受体(α_2-AR)激动药。兴奋性氨基酸的 NMDA 受体拮抗药氯胺酮对中枢性疼痛有确切的治疗效果,已用静脉滴注、口服方法进行治疗,右旋美沙芬临床应用也已见明显疗效。可乐定为 α_2-AR 激动药,近 10 余年有关可乐定在镇痛方面的研究日益增多,临床上与其他镇痛药合用可减少后者的用量。②对于严重的顽固性中枢痛,在其他类镇痛药治疗无效的情况下,可选用阿片类药物,常用的有吗啡控释片(美施康定)、羟考酮缓释片(奥施康定)等。但是阿片类药物提供的镇静作用多于镇痛作用。③非甾体消炎镇痛药抑制前列腺素(PG)的合成,减弱伤害性刺激的传入而达到镇痛作用,以往认为此类药物对中枢性疼痛无效,近来有报道使用此类药物后,有些患者的中枢性疼痛得到一定缓解,推测可能对脊髓内 PG 的合成有一定的抑制作用。因此,也可在临床上试用。

(2)抗抑郁药:临床资料显示,服用抗抑郁药物有助于缓解某些中枢性疼痛,特别是对情感反应较明显、抑郁问卷评分较高的患者给予抗抑郁药物治疗,有时会得到明显效果。常用的有阿米替林 50～100mg/d,每天分 2 次,也可小剂量 10～20mg/d,以前者为普遍。但是,其明显的抗胆碱能副作用明显影响卒中后患者的功能恢复,老年人更容易出现这种副作用。此外,盐酸氯丙米嗪、帕罗西汀、多塞平等药物也较常用。

(3)抗惊厥药:中枢性疼痛的临床及临床前研究表明损伤的中枢神经系统区神经元的过度兴奋在中枢性疼痛发生中起重要作用,抗惊厥药物通过 γ-氨基丁酸介导的抑制作用,调整钠钙通道,降低神经元的异常兴奋或抑制兴奋性氨基酸。兴奋性神经元的抑制是抗惊厥药物治疗癫痫和中枢性疼痛的基础,第一代(苯妥英、苯二氮䓬类、丙戊酸盐、卡马西平)及第二代(拉莫三嗪、加巴喷丁、托吡酯)抗惊厥药均用于中枢性疼痛,这些药物被认为与抗抑郁药阿米替林有相同的功效。卡马西平、苯妥英钠,剂量均可从每次 100mg,3/d 开始,如镇痛作用不明显可每次再加50mg,但应注意观察其不良反应。

(4)局麻药、抗心律失常药:中枢性疼痛患者的肌张力障碍的治疗很重要,因为对这种肌张力障碍的治疗往往可以使疼痛部分或完全缓解。利多卡因可能是治疗中枢性疼痛最有效的药物,Atta 等证明利多卡因可以改善自发性疼痛(如烧灼痛)。利多卡因多采取静脉内 1mg/kg 试验性一次性注射,继而每 30min 以 1mg/kg 的速度缓慢静脉滴注,此后酌情调节。另外,也可口服美西律。

此外,应用一定剂量的苯二氮䓬类药物(地西泮、氯硝西泮)或中枢性肌松药(如巴氯芬、替扎尼定等)也有辅助镇痛作用。尤其是替扎尼丁被认为是一种安全有效的降低卒中后相关的肌肉痉挛和疼痛的药物,并且能保持肌力,提高生活质量。

3.阻滞治疗 星状神经节及其他部位的交感神经节阻滞可改变中枢痛受累区。脑下垂体阻滞治疗脑卒中后瘫痪性下肢痛、丘脑痛、脊髓及腰椎损伤性下肢痛等中枢痛也取得明显效果。

4.物理治疗 近年来动物研究资料表明,刺激某类脊髓损伤或周围神经损伤动物的脊髓,可以提高 γ-氨基丁酸的水平。这种物质是一种神经性疼痛的抑制剂;许多报道和回顾性研究也表明脊髓刺激术可能是治疗脊髓损伤相关疼痛的一种方法。深部脑刺激术已被证明对丘脑综合征有效;有一试验表明皮质刺激术对深部脑刺激术无效的患者可能有效,特别是对顽固的截肢术后的幻肢痛综合征有效。脊髓损伤性中枢痛采用脊髓电刺激、脑深部电刺激(DES),70%有非常满意的效果。物理因子对中枢性疼痛的作用机制可能是:①减少或消除能引起疼痛的感觉系统内细胞的自发性激动;②干扰已受到伤害性刺激影响的感觉系统的信息传入;③增加正常的抑制性机制的活动;④影响大脑皮质对感觉信息的分析,或以较强的可接受的感觉刺激来抑制异常感觉"兴奋灶"。因物理因子没有药物常见的毒副作用和成瘾性,应作为首选治疗手段。脊髓脑深部刺激多以脑室管周围(PAG)、脑室周围(PVG)的灰质区为刺激靶区,对于主要表现为单个肢体疼痛或疼痛区域较为局限的中枢性疼痛患者,可在疼痛部位采用经皮电刺激神经(TENS)疗法或调制中频电疗法,高频 50~100Hz,低频 1~4Hz 刺激,反复短列冲动,将此法与放松疗法、心理暗示结合起来,可提高患者痛阈,减轻疼痛反应。

5.中医治疗 中医治疗中枢痛多采用针刺治疗。针刺时可产生"酸"、"麻"、"胀"等针感,这些针感信息经脊髓上行传入,在脑的各级水平上激活了与内源性痛觉调制系统有关的结构和中枢神经递质系统,从而产生镇痛效应。这一作用得到我国学者广泛研究工作的证实。临床上除可采用针刺穴位镇痛外,还可用 He-Ne 激光进行穴位照射镇痛,或用强度较大的激光进行交感神经节照射治疗,可有一定的镇痛作用。另外,按摩、拔罐、中药内服外用也有一定疗效。

6.心理治疗 心理因素在中枢性疼痛中所具有的重要作用已受到广泛重视。应综合考虑患者的社会、家庭背景、文化程度及心理因素,给予患者心理及精神上的支持治疗,并指导家属积极配合,充分理解、帮助患者,采取心理疏导、认识、松弛等心理治疗方法,消除患者的悲观恐惧情绪,学会放松自己。积极配合推拿按摩手法进行肢体功能康复。必要时配合放松疗法、生理反馈疗法、催眠疗法以及药物治疗,可有效地改善患者精神状态,减轻疼痛症状。

7.手术疗法　当上述各种方法实施后仍不能达到有效镇痛,且疼痛成为患者难以忍受的主要症状并严重影响患者生活质量时,可考虑进行外科手术治疗,但疗效均不能肯定。

第四章　癌性内脏疾病疼痛

一、定义

癌性内脏疼痛一般是指由肿瘤引起的一类与癌症相关的慢性顽固性疼痛,往往伴随实质或潜在的内脏组织损伤。如肿瘤侵犯或压迫实质性脏器及空腔性脏器,引起局部坏死、溃疡、炎症等,导致严重的疼痛是造成癌症晚期患者主要痛苦的原因之一。除了具有内脏痛的一般特点,多为钝痛、范围弥散、常伴有其他部位的牵涉痛和较强的自主神经反应等。癌性内脏疼痛还具有癌症疼痛的特点,即主要由癌症或癌症治疗过程刺激内脏组织,激活内脏神经感受系统而引发,多表现为性质剧烈、持续存在、镇痛药物疗效较差等。

二、病因

癌性内脏痛的基本原因是由于肿瘤的直接侵蚀或压迫,肿瘤细胞一般呈膨胀性或者浸润性生长,易形成肿块而压迫周围组织或阻塞各种管道,如淋巴管、肠管等引起疼痛。浸润性生长也可以侵犯神经、血管、淋巴管和胸、腹膜等而导致疼痛。另外,肿瘤细胞的高代谢和乏氧易造成组织代谢产物增加,特别是一些致癌物质,如氢离子的增加,可以引起疼痛。

根据发生机制的不同,疼痛的病因进一步可以分为:

(一)组织毁坏

当肿瘤侵及破坏胸膜、腹膜或脏器神经组织,如肺癌侵及胸膜可致胸痛。

(二)压迫

肿瘤容积增大,压迫邻近脏器和神经组织。神经组织受肿瘤压迫常常同时并存神经受侵蚀,如腹膜后肿瘤压迫腰、腹神经丛,可引起腰、腹疼痛。

(三)阻塞

空腔脏器被肿瘤阻塞时,可出现不适、痉挛,完全阻塞时可出现剧烈绞痛,如胃、肠及胰头癌等引起的消化道梗阻。

（四）张力

肿瘤体积增大，而组织包膜容积不变，导致局部组织出现胀痛，如原发及肝转移肿瘤生长迅速时，肝包膜被过度伸展、绷紧便可出现右上腹剧烈胀痛。

（五）炎症

肿瘤溃烂，经久不愈，并发感染引起炎症反应，可引起患者剧痛，如胃癌和肠癌。

三、发病机制和病理

癌性内脏疼痛的发生机制尚不完全清楚。目前一般认为，内脏机械或化学刺激激活机械感受器及化学感受器，通过 A_δ 纤维或 C 纤维传至中枢，产生痛觉。A_δ 纤维是一种有髓鞘的神经纤维，直径为 $1\sim4\mu m$，C 纤维是无鞘神经纤维，直径较细，为 $0.2\sim1.0\mu m$。单一的疼痛刺激引起双重感觉，两种纤维同时活动，但冲动到达中枢的时间不同，C 纤维比 A_δ 纤维慢 $1.4s$。刺激之后，先感到快速、定位精确但不剧烈的锐痛，继而是弥散的钝痛，程度较强，前者称为"第一疼痛"，后者称为"第二疼痛"。内脏感觉的传入通路基本上与躯体一致，但纤维占多数为 80%。内脏的痛阈较高，对膨胀、痉挛、缺血性强直收缩和化学刺激较敏感（常引起剧烈疼痛，多伴有呼吸、血压变化，以及出汗、竖毛、呕吐、肌紧张增强等反应）。另外，一个脏器的传入纤维常常经几个节段的脊神经进入中枢，而一个节段的脊神经又可包括几个脏器的传入纤维。例如，胃传入节段包括胸 $6\sim9$，与肝、胆、胰、脾、十二指肠等重叠。因而疼痛常较弥散而难以准确定位。内脏的神经支配是双重的，痛觉冲动主要由交感神经传入，盆腔脏器由骶部副交感神经传入，气管和食管上部由脑神经（舌咽神经和迷走神经）传入。此外，内脏疼痛还有牵涉痛，可能是由内脏传入与躯体传入的两个通路在同节的脊髓背角细胞中发生聚合，相互作用，再由同一的传导通路传至大脑皮质，以致使疼痛定位发生偏差，进而反映到躯体传入所属脊神经支配的皮肤区。例如，胆囊疼痛可反射到右侧背部肩胛角下，胰腺疼痛可放射到腰背部等。

四、症状

癌性内脏痛的基本原因是由于肿瘤的直接侵蚀或压迫，发病因素源于胸、腹、内脏器官，常见于肿瘤压迫血管、神经、筋膜、肠管引起脏器缺血，侵及胸、腹膜、肝、胰的转移引起包膜紧张等，疼痛定位不明确，范围较广泛。疼痛常可引发较强的自主神经功能紊乱，如大汗淋漓等和骨骼肌痉挛。性质为急慢性钝痛、绞痛、胀痛等，可放射到远处的体表即牵涉痛,常伴有各系统症状。例如:①肺癌:肺癌侵及胸膜可引起胸痛,而胸膜受侵时,咳嗽会使疼痛加剧。②胃肠癌:胃癌疼痛可在进食时疼痛加剧。胃癌及肠道肿瘤出现肝或腹腔淋巴转移,可出现腹及腰背痛。肠道肿瘤出现局部溃疡、炎症可有腹部疼痛伴大便异常。肠道梗死和肠系膜缺血可引起肠绞痛。③食管癌:食管癌患者因局部溃疡、炎症可出现胸骨后烧灼性疼痛,伴有进食梗咽感,偶可出现胸背痛。食管癌放射治疗后,可因放射损伤引起胸背部放射性疼痛,此种疼痛与进食无明显关系。④其他部位的肿瘤,如乳腺癌、宫颈癌、宫体癌等发生其他内脏器官的转移都可引起相应部位疼痛。

癌性内脏痛,除了自身的症状特点外,也有癌性疼痛共同的症状,如:①全方位疼痛:强调晚期癌症疼痛是多方面因素的结果,包括躯体的、心理的、社会的和精神的因素。②势不可挡的疼痛:随着癌症的进展,疼痛强度加大,患者身心体力逐渐无法承受。③伴有自主神经异常和心理学异常以及躯体化症状:持续疼痛导致自主神经和精神异常,如出现情绪异常、失眠、抑郁、焦虑不安或焦虑与忧郁同时存在等,对治疗失去信心,以及周身不适等。④社会性疼痛:癌症患者意识到他们将要因死亡与家人离别而痛苦沮丧等。

五、治疗

癌性内脏痛常见胸腔、腹腔或盆腔脏器的原发性或继发性肿瘤所致,疼痛原因是由于肿瘤的直接侵蚀或压迫,损伤腹腔脏器或者盆腔脏器引起的。如机械性刺激肠系膜的扭曲和牵拉、肿瘤压迫血管、神经、筋膜、肠管引起脏器缺血、扩张,侵及胸、腹膜、肝、胰转移引起包膜紧张,胆道或胰管内的梗阻等损害,都可以引起机体的疼痛感觉。早期疼痛定位不明确,疼痛部位与内脏损害几乎不相关,由于内脏传入神经在脊髓的分散分布,初期的内脏痛弥散且轻微,多表现为钝痛且难以确切定位。当肿瘤后期侵犯交感神经支配的结构,例如壁腹膜时,才会有明确的刺激痛位点,疼痛可以定位明确。癌性内脏痛临床表现呈多样性,给临床诊断及治疗增加了难度。

癌性疼痛治疗主要目的如下:①持续、有效地消除疼痛;②降低药物的不良反应;③将疼痛及治疗带来的心理负担降到最低;④最大限度地提高患者的生活质量。

控制癌症疼痛的治疗方法分为四大类,即病因治疗、镇痛药物治疗、侵入性治疗、心理治疗等。根据患者具体情况,动态评估、合理地、有计划地综合应用有效止痛治疗手段,最大限度地缓解癌症患者的疼痛症状,从而改善患者的生活质量。

（一）止痛药物治疗

药物治疗是癌痛治疗最基本、最有效、最常用的方法。尤其早期轻度癌痛患者应采用药物治疗。药物治疗具有安全有效、作用迅速、风险小、费用合理等优点。癌痛治疗应遵循三阶梯治疗原则，依照患者具体情况制定个体治疗方案。在选择药物治疗之前，要明确疼痛的病因、评估疼痛的强度和性质，早期疼痛干预，合理选择药物，全程充分镇痛。预防与积极处理不良反应，并密切观察治疗效果。

1.药物治疗原则　应按照 WHO 癌症三阶梯止痛治疗原则，并注意五个细节。

（1）口服给药：应尽量选择无创、简便、安全的给药途径；口服给药是首选给药途径，不能吞咽或存在口服吸收障碍的患者，可采用非口服途径，如透皮贴剂、栓剂纳肛止痛，也可持续静脉或皮下输注止痛药。

（2）按阶梯用药：根据疼痛程度，有针对性地选用不同强度的镇痛药物。轻度疼痛选择非甾体抗炎药物（NSAIDs）；中度疼痛选择弱阿片类药物，低剂量强阿片类药物也可用于中度疼痛的治疗。重度疼痛可选用强阿片类药，并可合并 NSAIDs。如果患者诊断为神经病理性疼痛，首选三环类抗抑郁药物或抗惊厥类药物等。

（3）按时用药：癌痛多表现为持续性慢性过程，按时给药止痛药物可在体内达到稳态血药浓度，有效缓解基础性疼痛。常选择持续镇痛时间长的控缓释型药物。按时给药后，患者的疼痛可缓解，如出现暴发性疼痛时，还应按需给予快速止痛治疗，常选择起效快的即释型药物。

（4）个体化治疗：按照患者病情和癌痛缓解剂量，制订个体化用药方案。制定止痛方案前，应全面评估患者的具体情况，如肝肾功能、基础疾病、全身状况等，有针对性的开展个体化的止痛治疗。

（5）注意具体细节：止痛治疗时的细节是指可能影响止痛效果的所有潜在因素，既包括疼痛的全面评估、准确的药物治疗、动态随访等，又包括患者的心理、精神、宗教信仰、经济状况、家庭及社会支持等诸多方面。

2.药物治疗

（1）第一阶梯药物：阿司匹林是第一阶梯代表药物，也是最早人工合成的 NSAIDs，可有效缓解轻度癌性疼痛及各种炎性疼痛。NSAIDs 通过抑制前列腺素（PG）合成过程中的限速酶即环氧合酶（COX），使花生四烯酸不能转变为前列腺素而发挥解热、镇痛、抗炎作用。

目前，已发现三种 COX 同工酶，即 COX-1、COX-2 和 COX-3，对作用机制了解得比较清楚的是前两种酶。COX-1 为结构酶，存在于正常组织中，维持胃肠、肾脏、血小板等组织器官的生理功能;COX-1受抑制会产生消化道溃疡、穿孔、出血、肾损伤等副作用。COX-2为诱导酶,只有在受炎症因子刺激时才在炎症组织中表达产生,参与炎症反应和炎性疼痛。理想的NSAIDs应选择性抑制COX-2,产生抗炎、止痛作用而不影响COX-1,减少器官毒性。阿司匹林主要作用于COX-1,镇痛剂量下对胃肠道的副作用及出血风险堪忧,因此不再普遍提倡用于慢性疼痛。继而取代阿司匹林的第一阶梯代表药物分为对乙酰氨基酚和NSAIDs。对乙酰氨基酚有解热镇痛作用,但无抗炎作用,不属于NSAIDs类药物,适用于除炎性疼痛之外的各类轻度疼痛。

NSAIDs按其对COX同工酶抑制作用的特点主要分为4类:

①COX-1倾向性抑制剂:主要作用于COX-1,阿司匹林属此类药物。

②非选择性COX抑制剂:吲哚美辛、布洛芬、萘普生均属此类药物。

③选择性COX-2抑制剂:萘丁美酮、美洛昔康属此类药物。

④特异性COX-2抑制剂:塞来昔布属此类。

临床使用NSAIDs时应谨慎评估用药风险,遵循以下原则:

①轻度非炎性疼痛时,首选对乙酰氨基酚止痛,疗效不佳或合并炎性疼痛时考虑使用NSAIDs治疗。

②任何NSAIDs均不宜长期应用,有以下高危因素情况下更应慎重使用:a.肾毒性高危人群:年龄>60岁、体液失衡、多发性骨髓瘤、糖尿病、间质性肾炎、肾乳头坏死、同时使用其他肾毒性药(如环孢素、顺铂等)和经肾脏代谢的化疗药物。b.胃肠道毒性高危人群:年龄>60岁、消化道溃疡病或酗酒史、重要器官功能障碍(包括肝功能衰竭)、联合应用类固醇类药物。c.对于合并心血管疾患,心脏毒性、血小板减少或出凝血紊乱高危因素的患者,也应当慎用NSAIDs药物。NSAIDs类药物可能增加化疗引起的不良反应(特别是抗血管生成药物)。

③不推荐同时使用两种NSAIDs,因为疗效不增加,而副作用可能加重。

④用NSAIDs时,注意与其他药物的相互作用,如β受体阻滞剂可降低NSAID药效;应用抗凝剂时,避免同时服用阿司匹林;与洋地黄合用时,应注意洋地黄中毒。

⑤服用NSAIDs时,要定期监测患者的血压、尿素氮、肌酐、血常规、大便隐血等。

⑥对乙酰氨基酚日剂量上限3g/d,仅适用于正常肝功能的患者。考虑到对乙酰氨基酚的肝脏毒性,为防止过量,对乙酰氨基酚、阿片复方制剂使用需非常慎重或避免使用。

（2）第二阶梯药物：弱阿片药物，常用药物有可待因、布桂嗪、曲马多、奇曼丁（曲马多缓释片）等。曲马多的定义是"非阿片类中枢镇痛药"为弱阿片受体激动作用及部分抗抑郁作用，可用于治疗轻、中度疼痛。临床证据显示弱阿片类药物也存在天花板效应。即使是最大剂量，曲马多的镇痛效果依然不如吗啡 1/10。早期低剂量起始的强阿片类药物，如吗啡、羟考酮、芬太尼等，也逐渐用于中度疼痛的治疗，便于调整剂量，而且当病情进展、疼痛加重时，患者也不必再行阿片药物转换。

（3）第三阶梯药物：强阿片药物是中、重度疼痛治疗的首选药物。吗啡、羟考酮、芬太尼、氢吗啡酮、芬太尼透皮贴剂是常用强阿片类药物。

①阿片类药物治疗前应明确：a.阿片未耐受患者：未使用过阿片类药物的患者包括那些间断使用阿片类镇痛药物的患者。b.阿片类药物耐受患者：已按时服用阿片类药物至少一周以上，且每日总量至少为口服吗啡 50mg、羟考酮 30mg、氢吗啡酮 8mg、羟吗啡酮 25mg 或其他等效药物。对于阿片类药物未耐受患者，阿片初始用药应首先短效阿片药物个体化滴定剂量。

②初始剂量滴定：短效阿片药物的剂量滴定阶段，目的是尽快止痛，确定有效的止痛剂量，对于未使用过阿片类药物的中、重度癌痛患者，推荐初始使用吗啡即释片进行治疗；根据疼痛程度，拟定初始固定剂量 5～15mg，q4h；用药后疼痛不缓解或缓解不满意，应于 1 小时后根据疼痛程度给予滴定剂量（表 4-1）。第一天治疗结束后，计算第二天药物剂量：次日总固定量＝前 24h 总固定量＋前日总滴定量。第二天治疗时，将计算所得次日总固定量分 6 次口服，次日滴定量为前 24h 总固定量的 10%～20%。依法逐日调整剂量，直到疼痛评分稳定在 0～3 分。如果出现不可控制的不良反应，疼痛强度＜4，应该考虑将滴定剂量下调 25%，并重新评价病情。对疼痛病情相对稳定的患者，可考虑使用阿片类药物控缓释剂作为背景给药，在此基础上备用短效阿片类药物，用于治疗暴发性疼痛。

表 4-1 剂量滴定增加幅度参考标准

痛痛强度（NRS）	剂量滴定增加幅度
7～10	50%～100%
4～6	25%～50%
2～3	≤25%

③持续用药：使用长效阿片类药物稳定控制疼痛，期间备用短效阿片类止痛药。当患者因病情变化，长效止痛药物剂量不足时，或发生"爆发痛"，立即给予短效阿片类药物，控制爆发痛应优选起效快、作用时间短的止痛药，解救剂量为前

24h用药总量10%～20%。每日治疗爆发痛的剂量应计入次日阿片总量，再折算成分次给药的剂量，按时给予。每日短效阿片解救用药次数应小于3次/日，爆发痛发作频次应控制小于3次/日。阿片类药物之间的剂量换算，可参照换算系数表。吗啡是最常用癌痛镇痛药，血浆半衰期只有3h。缓释吗啡与吗啡的生物利用率相同，但缓释制剂可以提供更长时间的镇痛效果。一般缓释吗啡推荐的给药间隔时间为12h，但在临床上，考虑到少数患者对阿片药物的个体差异，为镇痛充分，可以间隔8h用药。临床常用缓释吗啡有盐酸羟考酮（奥施康定）5mg、10mg、20mg、40mg；硫酸吗啡缓释片（美施康定）10mg、30mg。美菲康（盐酸吗啡缓释片）10mg、30mg。患者出现吞咽困难、口腔溃疡、胃肠道梗阻或恶心呕吐无法口服药物，可选择无创给药经皮贴剂，维持持续的阿片药血药浓度。常用的芬太尼透皮贴剂以恒定的速度释放芬太尼，通常可以维持72h（3d）。开始使用芬太尼透皮贴剂时，芬太尼首先渗透进入敷贴部位的皮下脂肪，形成一个皮下芬太尼的"贮藏池"，然后进入血液，大约12h后达到芬太尼的稳态血药浓度，约能维持72h。芬太尼贴剂目前国内有两种剂型：25μg/h和50μg/h芬太尼透皮贴剂。芬太尼透皮贴剂的生物利用度非常高，约为90%。因为血药浓度缓慢升高，所以芬太尼透皮贴剂不适合用于快速缓解疼痛患者，因为在皮下脂肪贮藏，去掉贴剂后芬太尼的消除时间仍较长，所以阿片类药物的不良反应也会持续数小时才能逐渐缓解。因此芬太尼透皮贴剂适合用于疼痛症状稳定，用于阿片药物耐受患者，且已经明确24h阿片类药物用量的患者。尽管芬太尼释放速度相对恒定，但一些因素也会影响芬太尼的释放与吸收，例如剧烈活动、局部按压、体温升高、洗热水澡等，随着皮肤血流的增加，芬太尼的释放速度也会加快。芬太尼贴剂的不良反应，局部皮肤瘙痒、红疹等较少见，以及阿片类药物不良反应等症状。通常对症处理后，癌痛患者都可以很好地耐受芬太尼透皮贴剂。

④阿片类药物不良反应防治：阿片类药物的不良反应主要包括便秘、恶心呕吐、嗜睡、瘙痒、头晕、尿潴留、谵妄、认知障碍、呼吸抑制等。阿片类药物的不良反应大多是暂时性或可耐受的。便秘与其他副作用不同，不会随着长期使用而减轻。因此，所有阿片药物使用者需要同时服用通便药物，通便药物成分中至少包括刺激胃肠蠕动的成分，如潘泻叶、比沙可啶等。可视患者具体情况，决定是否联合粪便软化剂，如多库酯、蒽醌等。

正确使用阿片类药物，极少出现呼吸抑制。阿片类药物所致的呼吸抑制，多出现在阿片初始滴定和快速增加时，一般不会在剂量稳定时发生，除非患者代谢、药物排泄产生变化或同时使用其他镇静药。过度镇静是药物过量的最初表现，继而会发展为呼吸抑制。对于病情稳定的过度镇静患者,首先阿片药物减量或停止使用、吸氧、唤醒等治疗。有明显呼吸抑制者,使用纳洛酮0.4mg,用10ml生理盐水稀释后,1～2min静推,直至呼吸频率恢复满意。治疗目的是逆转呼吸抑制而不是逆转阿片药物镇痛效应,应防止快速纳洛酮静推,可能会引起拮抗阿片药物作用,出现疼痛危象。

(4)神经病理性疼痛辅助用药

①抗抑郁药物

a.三环类抗抑郁药:三环类抗抑郁药是抗抑郁类药用于镇痛辅助治疗的首选药物。主要的常用药物有:阿米替林、去甲替林、丙米嗪、多塞平、氯米帕明等。该类药物主要用于神经病理性疼痛的辅助用药。三环类抗抑郁药系5-羟色胺能药物,可提高中枢神经系统的5-羟色胺能张力,有助于降低疼痛感受。因此可能在低于抗抑郁剂量下利用其5-羟色胺能特性发挥镇痛作用。

b.选择性5-羟色胺再摄取抑制剂(SSRIs):SSRIs包括西酞普兰、氟西汀、帕罗西汀、舍曲林等,主要抑制突触前神经末端的5-羟色胺再摄取,几无心脏毒性和抗胆碱效应,镇静作用也明显减轻,但未证明神经病理性疼痛的效果强于三环类抗抑郁药物。

c.非典型抗抑郁药/其他药物:文拉法辛、萘发扎酮、米氮平和曲唑酮具有与三环类抗抑郁药类似的辅助镇痛作用,但各种药物的不良反应和相互作用特征不同。

②抗惊厥药物:抗惊厥药用于神经病理性疼痛有一定疗效,对尖锐的刺痛、刀刺样或电击样神经病理性疼痛有效,对无这些特征的患者也可能有效。但其作用机制尚需要进一步确定,可能与其非选择性阻断钠离子通道有关。神经组织中存在大量钠通道,其中有些对伤害感受起到重要调节作用。这些受体主要存在于无髓鞘神经纤维,神经损伤后密度升高。

各种抗惊厥药物的药理效应类似,但药代动力学差异很大。卡马西平可诱导肝药酶表达,可能影响其他药物的代谢,因此同时服用多种药物的患者应慎用。加巴喷丁、普瑞巴林和奥卡西平的酶诱导作用较弱,因此,药物相互作用也较少。由于抗惊厥药物的不良反应可能更大,因此常用于抗抑郁药物无法缓解疼痛时。

③催眠和镇静药物:镇静催眠药可降低机体活动性、诱导睡眠、缓解焦虑状态。许多药物除产生治疗的目标效应以外,可产生抑制作用,与许多抗组胺药和抗抑郁药的不良反应类似。由于苯二氮䓬和此类其他药物的潜在药物依赖性,因此不宜常规使用,但对某些慢性疼痛患者可能有用。多数情况下,对慢性疼痛患者的失眠应给予治疗,但镇静催眠药应作为二线选择。

(二)癌痛微创治疗

多数癌痛包括癌性内脏痛可以通过药物得到较好的控制。一般而言,癌痛的微创治疗是药物治疗效果不佳或者出现不能耐受的副作用时的选择。但随着癌痛治疗技术的更新和临床实践的发展,这种观念也在逐渐变化。通常,当肿瘤患者疾病和疼痛发展到较严重程度、经过较长时间大剂量阿片类药物及其他镇痛药物治疗而失去效果时,疼痛多已演变为顽固性疼痛,微创或有创治疗可能难以完全奏效或已经错过最佳治疗时机。实际上,部分微创治疗在癌痛治疗的早期即可适时进行,以期在不影响患者全身状态、意识水平和精神生理及日常活动等情况下更有效地控制疼痛,减少包括阿片类在内的药物的副作用,提高生活质量。

目前癌痛的微创治疗方法主要包括神经介入、椎管内镇痛装置植入、椎体成形术以及神经外科介入手术。其中神经外科手术包括周围神经切断术、背根神经节切除术、背根入髓区毁损术、脊髓前外侧柱切断术、脊髓正中切开术、丘脑内侧毁损术、扣带回毁损术、中脑毁损术及垂体摘除术等,通常需要全身麻醉且多数术式副作用过大,限制了此类技术的临床应用。

1.神经介入治疗

(1)神经介入治疗概述:神经介入治疗是指精确定位目标神经,利用物理或化学方法对神经进行阻滞、毁损或调制,从而缓解或消除疼痛。神经介入治疗直接作用于神经,阻断或抑制疼痛信息的传入,具有镇痛效果确切,对患者直接影响较小等优点,因此在部分癌痛患者可以考虑早期就适时、适宜地介入。随着肿瘤进展,部分局限的肿瘤转移灶所引起的顽固或剧烈疼痛也可利用神经介入方法治疗,与全身镇痛治疗和肿瘤治疗联合。

癌痛神经介入治疗可采取局麻药阻滞、化学毁损、物理毁损等方式。其中局麻药阻滞通常用于交感神经(可多次进行)介入治疗,以及用于试验性阻滞以确定责任神经。化学毁损和物理毁损是临床癌痛神经介入治疗的常用方式。化学毁损的常用药物有无水乙醇、酚甘油和多柔比星等。化学毁损的优势在于毁损较完全,疗效确切,但易产生局部粘连,增加了再次治疗穿刺定位的难度。物理毁损包括射频、冷冻等,前者临床使用更为普遍。物理毁损的特点是定位更为准确,毁损范围较小,因而相对不易产生明显粘连,需要时可重复治疗。射频有利用电刺激定位的优势。

神经介入治疗中,神经调制即神经电刺激也是癌痛治疗的可选方法之一。但由于价格昂贵、癌痛患者生存期等因素,在癌痛治疗中临床应用受到限制。疼痛治疗常用的电刺激治疗,包括脊髓电刺激和外周神经电刺激,此外还有深部脑刺激和运动皮层刺激,但临床应用罕见。脊髓刺激和外周神经电刺激对肿瘤引起的局限性疼痛有效,尤其是对肿瘤引起的神经病理性疼痛效果最佳。

疼痛责任神经毁损是癌痛临床最常用的神经介入方法,可部分或完全消除相应神经支配范围内的疼痛。对于癌肿侵犯体神经引起的躯干四肢痛,可选择神经根物理或化学毁损术。对于局限的躯干及头颈部体神经性疼痛,末梢或周围神经破坏术常有效。腹腔内脏的癌性疼痛则可以进行腹腔神经丛、下腹下丛阻滞。对于交感神经相关的四肢疼痛,交感神经阻滞或毁损多可满意镇痛。

(2)神经介入的适应证与禁忌证

①以下癌性疼痛可首选神经介入治疗:a.局限于数个脊髓节段的体神经痛;b.局限于三叉神经支配范围内的头面部顽固或剧烈疼痛;c.部分胸、腹、盆腔痛;d.与交感神经相关的四肢痛。

②神经介入治疗禁忌证:a.患者及家属不同意;b.患者不能配合治疗;c.凝血功能障碍患者,应注意包括化疗药物在内的肿瘤治疗的可能影响;d.治疗局部感染;e.一般状况极差或其他原因不能耐受手术者。

(3)癌痛神经介入治疗的基本原则

①明确诊断,全面评估。治疗前应充分了解患者病情和状况,确定是否为神经介入治疗的适应证,排除禁忌证。

②在充分评估的前提下,应考虑尽量早期进行治疗,而不必等到镇痛药物、放化疗和外科治疗等不能控制时才进行。

③知情同意,应向患者或家属详细说明治疗方案,包括神经介入治疗的原理及优缺点以及该治疗可能带来的风险。

④明确神经介入治疗的目标神经,即确认疼痛的责任神经,必要时可行试验性阻滞。

⑤准确定位,应重视 X 线、CT、超声等影像学引导方法的重要性,掌握穿刺技术,以提高穿刺成功率,减少穿刺损伤和并发症的发生。

⑥并发症的防治,治疗前应有预案,一旦出现相关并发症,及时处理。

⑦强调多模式综合治疗,而非单纯依靠神经介入治疗控制疼痛,要重视药物治疗以及内、外科肿瘤治疗和心理治疗的联合应用。

(4)癌痛治疗中常见的神经介入治疗的目标神经,包括脊神经、脑神经、交感神经和内脏神经丛。

①脊神经介入治疗:理论上,因为各种肿瘤的发生和转移,所有脊神经包括颈神经、胸段脊神经(肋间神经)、腰段脊神经、骶尾部神经和颈丛、臂丛、坐骨神经及

其分支均可成为介入治疗的目标神经。临床实践中胸段脊神经介入治疗较为多见,包括蛛网膜下腔脊神经后根阻滞(毁损)术、硬膜外神经阻滞(毁损)术、神经根及外周和末梢神经阻滞(毁损)技术。脊神经介入操作相对简单,对老年人群及一般情况较差的患者均可使用,且可不需要特别繁杂或昂贵的医疗设备,但影像学引导如 X 线、CT、超声等可提高穿刺定位的准确性和疗效。脊神经毁损的缺点在于仅对支配范围内疼痛有效,而且毁损后可能导致机体功能尤其运动功能障碍。同时,部分患者在神经毁损后可出现神经支配范围内感觉异常,包括紧束感、蚁行感等,应事先与患者及家属沟通。对于第 4 颈椎水平以下半侧躯体痛、且预计生存期不超过 1 年的患者,可考虑行经皮脊髓丘脑束切断术(射频热凝或化学毁损)。

②脑神经介入治疗:癌痛的脑神经介入治疗较不常见,因为肿瘤的增大、浸润,给原本就空间不大的头面部神经阻滞操作带来困难,而且由于脑神经分布复杂并具有重要的特殊性功能,其毁损性治疗常常受到很大限制。但三叉神经支配范围内的癌痛,其治疗效果较好。相对常见的治疗靶神经有三叉神经、舌咽神经、迷走神经和喉上神经等。

③交感神经介入治疗技术:部分癌痛系交感神经维持性疼痛(SMP)或兼有 SMP 性质,因而可采用交感神经介入治疗。其中星状神经节阻滞可治疗乳腺癌根治术后弥漫性手术瘢痕部、同侧上肢、腋窝和肩等部位的灼性神经痛以及上胸部肿瘤侵及臂丛神经或大血管引起的上肢肿胀、青紫和灼痛等。胸交感神经节介入则可治疗肺癌及恶性肿瘤转移所致胸痛、上肢痛和上腹部痛。对于骨盆及盆腔内脏器官肿瘤引起的下肢淋巴回流障碍性水肿及灼性神经痛,行腰交感神经节介入治疗多可缓解;对于直肠癌术后原位肛门痛或肛门区转移癌痛,可行奇神经节介入治疗。

④内脏神经丛介入治疗:自 1919 年 Kappis 首次提出腹腔神经丛阻滞术(NCPB)以来,内脏神经丛阻滞技术已经成为临床腹部癌痛治疗常用的方法。对于胰腺、肝胆和胃等上腹部器官肿瘤或转移癌引起的脾曲以上范围的疼痛,NCPB 常可取得满意效果,内脏大小神经介入近年亦得到重视。对于下腹及盆腔内脏器官肿瘤来源的疼痛,则可行下腹下神经丛介入治疗。明确腹腔神经丛、下腹下神经丛等支配范围内的疼痛后,可尽早使用物理或化学方法的进行神经介入治疗。

内脏神经丛介入治疗,除外科手术时可在直视下直接进行外,应在影像学引导下进行穿刺定位。常用的影像学引导方法包括 X 线、CT、超声,最近亦有报道利用 MR 引导和定位进行腹腔神经丛化学毁损。CT 引导因其影像清晰、定位准确在临床上得到越来越多的应用,可清楚显示腹膜后间隙的解剖结构,如胰腺、腹主动脉、腹腔干及肠系膜上动脉以及后腹膜淋巴结转移等,从而可确定穿刺点、选择进针路线,并可显示穿刺针的准确位置及与周围结构的相对关系,避免损伤重要器官。应用对比剂,CT还能准确反映注射液在体内的弥散情况。CT的不足之处是进针时无法持续引导,操作相对复杂,费用较高,患者需保持体位较长时间。此外,腹腔神经丛介入亦可在超声内镜(EUS)引导下经食管或胃内进行,此方法可清楚显示腹主动脉及其腹腔干分支,穿刺距离近、定位准确,操作相对简单,可实时观察注射液体弥散效果。Gress 等比较了 EUS 和 CT 引导下的 NCPB 对慢性上腹疼痛的治疗效果,认为 EUS 引导下的 NCPB 疗效更好。MR 引导对软组织显示更为清晰,且无放射性,但需要特殊穿刺针和监护设备。

内脏神经丛介入治疗常见的并发症有局部疼痛、腹泻和血压下降。Eisenberg 报道腹腔神经丛毁损后,三种并发症的发生率分别为 96%、44% 和 38%。更严重的并发症包括神经功能失调、神经痛、括约肌功能丧失、脊髓梗死、气胸、胸腔积液、肾脏穿孔和腹膜后血肿,还有发生心包炎的报道。总体而言,内脏神经丛的严重并发症发生率较低。腹腔神经丛阻滞是发展最为成熟的内脏神经丛介入治疗方法,其穿刺方法包括术中直视下穿刺、EUS 引导下经食管或胃穿刺、前路经腹腔穿刺、后路单针经腹主动脉穿刺、后路双针穿刺等,其基本的定位标志均为腹主动脉与腹腔干夹角处。腹腔神经丛阻滞一般使用无水乙醇,剂量 10～20ml。无水乙醇的弥散范围对疼痛缓解具有决定性意义,如乙醇在腹腔干动脉的左右上下 4 个象限均有扩散,疼痛远期缓解率可达 100%;而如仅扩散 3 个象限远期疼痛缓解仅有 50% 不到;而如仅扩散 1～2 个象限,则疼痛几乎无远期缓解。

上腹下丛则有前路经腹腔穿刺和后路单针或双针穿刺方,其定位标志为第 5 腰椎前缘下 2/3 或腹主动脉分叉。奇神经节穿刺则经过骶骨尾骨间椎间盘进行。

总体而言,内脏神经丛介入治疗可有效控制腹腔癌性疼痛,但常常不能完全消除疼痛,因此仍需要综合包括肿瘤治疗和药物治疗在内的其他治疗方法。如肿瘤同时侵犯腹壁及后腹膜,有时需配合进行脊神经阻滞才能取得最佳疗效。

此外,也可酌情选用经蝶窦脑下垂体阻滞术。

2.椎管内中枢靶控镇痛系统置入

(1)椎管内靶控镇痛系统置入概述:椎管内靶控镇痛系统置入的基本原理和主要操作步骤是将特殊导管放置于椎管内(硬膜外或蛛网膜下腔),持续给予镇痛药物。也可将导管放入脑室内,避免由于脊柱椎体骨质破坏压迫引起脑脊液回流不通畅进而影响镇痛效果。椎管内用药的基本优势包括两个方面,一是用药的效率显著提高,其次是可以使用局麻药物。以吗啡为例,达到同等镇痛效果,蛛网膜下腔的用量仅为口服剂量 1/300，硬膜外用量则为口服剂量 1/40，因而明显减少了阿片类药物用量。同时，可以持续输注低剂量局麻药物，直接作用于神经，阻断痛觉信号的传入，且基本不影响患者的运动功能。

植入导管放置在硬膜外腔和蛛网膜下腔均可。但硬膜外腔放置导管药物需求量较大、使用局麻药物对输注速度有要求，而且较长时间使用易产生硬膜外腔粘连从而影响药物扩散和疼痛治疗效果。尤其一旦出现感染，治疗难度较大。因此，临床实践中更多选择导管植入蛛网膜下腔。1979 年 Wang 等首次将吗啡蛛网膜下腔注射控制癌痛以来，鞘内镇痛用于治疗各类慢性顽固性疼痛在全世界范围得到了广泛认可。

目前临床使用的椎管内镇痛装置有两种，一种是全植入式装置（IDDS），一种是通道植入。前者是将特殊导管放置于椎管内（硬膜外或蛛网膜下腔），然后将可编程镇痛泵置入患者皮肤下，用皮下隧道方式将导管与泵相连接，泵内的储药器可储存吗啡或其他药液。后者皮下仅植入输液港经皮下隧道与椎管内导管相连，植入后再以弯针透皮插入输液港，外接镇痛泵。两种植入输注系统均可将药液经导管持续、缓慢、匀速输入硬膜外或蛛网膜下腔，达到控制疼痛的目的。

全植入式装置整个系统置于皮下，因而发生感染几率明显减少且不影响患者洗澡，但价格昂贵、容量有限，相应限制了局麻药物的应用。通道植入式装置因通过连接针与外用镇痛泵连接，故增加了发生感染的机会且患者洗澡不便，但其镇痛泵盒容量弹性大、局麻药物使用不受影响、使用 PCA 方式较方便，相应对颈 4 平面以下癌痛可取得更好的镇痛效果，同时其价格相对便宜，临床应用更为广泛；通道植入式装置对导管置放平面、术后护理以及院后长期使用的系统管理提出了较高要求，国内在此方面已经积累了较丰富经验。

表 4-2　2012 PACC 共识关于神经病理性疼痛鞘内治疗的推荐方案

一线治疗	吗啡、齐考诺肽、吗啡＋布比卡因
二线治疗	氢吗啡酮氢吗啡酮＋布比卡因或氢吗啡酮＋可乐定、吗啡＋可乐定
三线治疗	可乐定、齐考诺肽＋阿片类、芬太尼、芬太尼＋布比卡因或芬太尼＋可乐定
四线治疗	阿片类药物＋可乐定＋布比卡因、布比卡因＋可乐定
五线治疗	巴氯芬

吗啡和齐考诺肽是美国 FDA 批准可用于鞘内镇痛的药物。吗啡＋布比卡因推荐为一线治疗复合药物是基于大量的临床应用和明确的安全性。

氢吗啡酮推荐为一线治疗药物是基于大量的临床应用和明确的安全性。芬太尼也被 APCC 专家推荐为伤害性疼痛的一线药物。

表 4-3　2012 PACC 共识关于伤害性疼痛鞘内治疗的推荐方案

一线治疗	吗啡、氢吗啡酮、齐考诺肽、芬太尼
二线治疗	吗啡＋布比卡因、齐考诺肽＋阿片类、氢吗啡酮＋布比卡因、芬太尼＋布比卡因
三线治疗	阿片类药物(吗啡、氢吗啡酮、芬太尼)＋可乐定、舒芬太尼
四线治疗	阿片类药物＋可乐定＋布比卡因、舒芬太尼＋布比卡因或可乐定
五线治疗	舒芬太尼＋布比卡因＋可乐定

除使用药物可能产生的副作用外,较长期使用椎管内镇痛装置植入的副作用或并发症包括感染、导管移位、脱落、阿片类药物诱导痛觉过敏(OIH)和导管尖端肉芽肿炎等。

(2)椎管内镇痛装置植入的适应证

①包括阿片类药物在内的药物治疗效果不佳。

②出现严重的药物毒副作用。

③阿片类药物镇痛剂量需求过大。

④神经介入治疗效果不佳或不宜行神经介入治疗。

(3)椎管内镇痛装置植入禁忌证

①患者及家属不同意。

②患者不能配合治疗。

③凝血功能障碍患者,应注意包括化疗药物在内的肿瘤治疗的可能影响。

④治疗局部感染。

⑤一般状况极差或其他原因不能耐受手术者。

3.其他

(1)经皮椎体成形术:对于伴有骨质破坏或椎体病理性压缩性骨折的患者,经皮穿刺向椎体或其他部分骨质内注入生物材料(多为聚甲基丙烯酸甲酯)能立即止痛,还可增加其强度与稳固性,有效预防椎体和其他骨的进一步塌陷与脊椎变形。一般接受治疗后患者疼痛即可缓解,而在治疗后 24h 内患者活动能力可明显提高。据报道,多于 70% 的椎体恶性肿瘤患者可因此获益,生活质量显著提高。该技术主要适用于骨恶性肿瘤引起的椎体骨折性疼痛。但椎体后缘有明显破坏或明显后凸压迫神经者不宜接受该治疗,因为可能出现渗漏或加重后凸,从而进一步压迫神经。有凝血功能障碍或不能耐受手术者,亦不应进行手术。

（2）神经外科手术治疗：神经外科手术治疗主要包括周围神经切断术、背根神经节切除术、背根入髓区毁损术、脊髓前外侧柱切断术、脊髓正中切开术、丘脑内侧毁损术、扣带回毁损术、中脑毁损术及垂体摘除术等。其中，多数术式因副作用过大，目前很少使用。

目前，背根入髓区毁损术使用较多，该方法主要破坏由背根分支外侧部和后外侧束的兴奋性内侧部组成的痛觉传导神经纤维，同时部分保留背根入髓区中的抑制性神经结构，并减弱感受痛性刺激传入纤维的局部兴奋性，抑制来源于脊髓网状丘脑路径的伤害性神经冲动。对骨关节恶性肿瘤引起的神经源性疼痛效果较好。

（三）心理治疗

癌痛患者大多存在心理问题，随着疼痛时间的持续，疼痛程度的加强，患者心理问题更为突出。严重的疼痛是导致患者自杀倾向的主要因素之一，而心理治疗可以调整患者的心理紊乱，有助于缓解疼痛程度，改善患者的生命质量。因此，在癌性疼痛治疗中，要重视患者的心理问题，在给予镇痛的同时进行心理治疗，会减轻心理问题对疼痛的影响，明显提高镇痛效果和患者的生命质量。

1.支持性心理治疗　我们把对患者的指导、劝解、疏导、鼓励、安慰、心理保证等均作为支持性心理治疗的内容，应用范围极广。当一个人遇到社会问题，诸如工作、学习、生活或人际关系严重受挫；恋爱婚姻或家庭遭到破裂；或遇到精神和躯体疾病时所引起的精神紧张，情绪紊乱，剧烈心理矛盾，以至消极悲观，有自杀观念时，均需要给予支持疗法。即使疾病已到晚期阶段，或已成残疾，也可通过支持疗法，引导他们面对现实，鼓励想些对人生有意义的事情，使情绪愉快起来。在患者临终时，也用支持疗法，使他们平静地离去。

进行支持疗法时，治疗者必须热心对待患者，对他们的身心痛苦寄于高度同情，即使他们的想法和做法不对，也要尊重他们。以下几点是取得疗效的保证：①倾听：治疗者不论在任何情况下都要善于倾听患者的叙说，不管讲的多么啰嗦，多么激动都要认真耐心地倾听，这不仅为了了解患者的病情，而且会使患者感到治疗者非常认真地关心他们的疾苦，从而产生一种信赖，感到自己不是孤立的，树立起勇气和信心。另外患者尽情倾吐也会感到轻松许多。②解释：在与患者之间建立起信任关系和对患者的问题有了充分的了解后，才向患者提出切合实际的和真诚的解释与劝告，患者时常记不得那么多，治疗者要用通俗易懂的语言，对建议和劝告反复多次地讲，使他在谈话后能够仔细领会。③保证：在患者焦虑和苦恼时，尤其一时处于危机之中时，给予保证是十分有益的。但若对患者了解不够，保证不能实现时，患者会感到受欺骗，使治疗前功尽弃，因此治疗者提出的保证要有足够的依据,能使患者深信不疑,这样信任是取得疗效的主要保证。谈及疾病的预后时,治疗者应该给患者足够的信心,尽可能向好的方面回答,可以同时附上几条希望和建议,如戒烟、多进食等。④建议:治疗者一旦在患者的心目中建立起权威地位,他所提出的建议才是强有力的,但治疗者的作用在于帮助患者分析问题,让患者从中了解到问题的焦点。一般由治疗者提出建议和劝告,而让患者自己找出解决问题的办法,并鼓励他们走出第一步。⑤调整关系:治疗者过多地为患者提供支持时,患者容易产生依赖,什么问题都要治疗者做主。出现这种情况时,要渐渐地引导他们把希望寄于一个更广泛的人群,如亲人、单位等。

2.**认知疗法**　临床上常用的一种以认知疗法为原理的治疗方法叫 ABC 技术。其中的 A 代表刺激物,B 代表个人的观念,C 代表情绪和行为的结果。通常我们只注意到了 A 和 C 之间的关系,甚至认为 A 和 C 之间是必然的关系,忽视了 B 在其中的调节作用。在不同的个体身上,B 的差别是很大的,不恰当的 B 必然会导致不良的结果。治疗者的任务之一,就是把患者所持的错误的观念调整成合理的、科学的、现实的、理智的、积极的、相对获益的和损失相对小的等观念。所以,我们在治疗时,要做到良好的医患关系→详细的患者资料→找出错误的认知观点→纠正错误的观点→产生相对良好的结果。

癌痛治疗应当是多学科、多模式的综合治疗,除针对肿瘤本身的各种根治或姑息性治疗方法外,更提倡其他阶梯疗法与微创治疗合理的联合使用,从而进一步整体提高癌痛治疗水平。

第五章 盆腔疾病疼痛

第一节 盆腔炎疼痛

盆腔炎即盆腔炎症,是指女性内生殖器及其周围结缔组织、盆腔腹膜炎症的总称,包括子宫肌炎、子宫内膜炎、输卵管卵巢炎、盆腔结缔组织炎及盆腔腹膜炎。病变可累及盆腔多个部位。急性盆腔炎病程超过 6 个月仍迁延不愈,则发展为慢性盆腔炎。

一、病因与发病机制

盆腔炎常见病因主要为阴道和子宫感染,如宫腔不洁操作、不洁性交、产褥期感染等。病原菌大多为人分枝杆菌、混合性厌氧菌、沙眼衣原体、淋病奈瑟菌和支原体等。其次,盆腔粘连也是病因之一。

盆腔急性炎症时,局部组织脏器充血、水肿、炎性渗出物聚积导致粘连,周围组织张力增高则进一步引起炎症扩散,出现弥漫性腹膜炎、盆腔疼痛及不孕等表现。细菌毒素及炎症反应释放各种化学致痛物质(如乙酰胆碱、缓激肽、5-羟色胺、前列腺素、组胺和 P 物质等)作用于盆腔脏器神经末梢也引起疼痛。据报道,有 8%～35%急性盆腔炎患者会发展为慢性盆腔疼痛,但具体机制尚不明确。可能与盆腔组织器官间粘连、组织纤维化、张力改变及与盆腔骨骼肌肉紊乱有关。盆腔炎门诊治疗抑或住院治疗并不影响其发展成为慢性盆腔疼痛的几率(两者慢性盆腔痛发病率分别为 34%和 30%)。

二、临床表现

(一)腹痛

盆腔炎患者腹痛定位不太明确,可局部痛也可弥散痛,疼痛表现呈现多样化:大多为下腹部隐痛不适、下坠感及腰骶部坠胀,腹痛严重者有双侧大腿放射痛,盆腔炎症波及壁腹膜则有定位精确的下腹针刺样剧痛,若盆腔组织器官粘连则出现

116

牵扯痛。急性输卵管炎、子宫内膜炎常表现为双侧下腹部剧烈疼痛,而输卵管卵巢囊肿破裂时腹痛虽可暂时减轻,但随之则会发生突然的持续性剧烈疼痛。性交后、月经前后或劳累后腹痛常会加重,还可有痛经、白带增多等表现。

(二)发热

盆腔炎起病急骤时,可有寒战、高热(39~40℃)。衣原体感染或迁延为慢性盆腔炎者,多无发热。

(三)其他表现

1.生殖系统　①白带异常:盆腔炎患者可出现大量血性、脓性或水样白带并伴有臭味,若产褥期感染则为泥土色恶露。②慢性盆腔炎还可引起月经增多或失调以及继发不孕。

2.自主神经功能紊乱　部分患者可出现不同程度自主性神经功能紊乱的症状,如头晕、乏力、焦虑等。

3.消化及泌尿系统症状　部分患者也可出现恶心、食欲缺乏、腹胀腹泻等消化系统症状,或膀胱、直肠刺激症状。

(四)体格检查

1.腹部　若盆腔炎症波及腹膜时,患者有腹部压痛及反跳痛,疼痛剧烈时拒按。

2.妇科检查　盆腔炎轻者,妇科检查大多无异常或仅有轻微宫颈举痛、宫体压痛或附件区压痛。宫颈管或宫腔急性炎症双合诊检,阴道穹隆触痛,宫颈举痛,摇摆痛,宫体大而软,压痛明显,双附件区增厚、压痛。当病情迁延至慢性盆腔炎时,多可扪及活动受限的后位子宫,输卵管增粗压痛,形成输卵管卵巢囊肿和输卵管积液时可触及囊性包块。炎症累及宫旁结缔组织致宫骶韧带增粗及宫旁组织增厚可有触痛。若病变范围广泛形成冰冻盆腔时,子宫活动则明显受限。宫腔急性炎症时,阴道窥视检查可见子宫有大量脓性或污秽血性、有臭味分泌物外溢。

(五)辅助检查

1.实验室检查　盆腔炎患者血常规白细胞总数及中性粒细胞增高。阴道、宫颈管分泌物与后穹隆穿刺抽液涂片及细菌培养检测可明确病原体,为合理使用抗菌药物提供参考。血清抗衣原体 IgM 可作为急性输卵管炎衣原体感染诊断指标以及输卵管性不孕的追踪检测指标。

2.子宫内膜活检　盆腔炎患者取子宫内膜于显微镜下观察,若子宫内膜表面上皮在每 400 倍视野内检出 5 个以上的中性粒细胞,每 120 倍视野检出 1 个以上的浆细胞对急性输卵管炎诊断具有敏感性和特异性。

3.超声波检查　对有盆腔包块、盆腔积脓、输卵管卵巢脓肿的患者,进行超声波检查有助于诊断。超声显像可见盆腔内积液、输卵管增粗等声像,若已形成输卵管卵巢炎性包块则可初步提示包块性质,如有囊实性混合性包块内部回声杂乱就应与卵巢恶性肿瘤鉴别。

4.腹腔镜检查　盆腔炎患者腹腔镜检可直接观察到患者盆腔病变范围与程度,如输卵管、卵巢等脏器的肿胀、渗出、粘连状态,同时于炎性病灶区抽取脓液标本细菌培养与药敏试验,为选择有效抗菌药物治疗提供依据。此外,腹腔镜检还可在直视下取活检或定位刮宫诊疗,但盆腔粘连严重者应谨慎实施腹腔镜检查。

三、诊断与鉴别诊断

(一)诊断

依据患者典型病史(宫腔、阴道感染及不洁手术、性交史)、临床表现(下腹痛、发热、异常白带)、体格检查(子宫压痛、宫颈举痛等)及辅助检查(血常规异常、病原体检测、超声及腹腔镜检查等)即可诊断盆腔炎与盆腔炎疼痛。

盆腔炎分期:美国疾病控制与预防中心(CDC)将慢性盆腔炎诊断标准分为三类,存在以下一个或多个表现时可开始进行经验性治疗。旨在提示医务人员在何种情况下需要考虑盆腔炎以及进一步评价盆腔炎程度以提高诊断的准确性:

1.最低诊断标准　①宫颈举痛;②子宫压痛;③附件压痛。

2.附加标准　①患者体温超过 38.3℃;②宫颈或阴道异常黏液脓性分泌物;③阴道分泌物生理盐水涂片见到白细胞;④红细胞沉降率升高;⑤C反应蛋白升高;⑥实验证实的宫颈淋病奈瑟菌或衣原体阳性。

3.特异标准　①子宫内膜活检证实子宫内膜炎;②阴道超声或磁共振检查显示输卵管增粗,输卵管积液,伴或不伴有盆腔积液、输卵管卵巢肿块;③腹腔镜检查发现输卵管表面明显充血、输卵管壁水肿或输卵管伞端或浆膜面有脓性渗出物。

(二)鉴别诊断

1.子宫内膜异位症　患者腹痛与月经有关,可表现为经量增多,痛经。妇科检查可触及附件包块、后位子宫固定、子宫后壁触痛性结节。盆腔超声及腹腔镜检查发现异位的子宫内膜或巧克力囊肿即可确诊。

2.陈旧性异位妊娠　育龄期女性有停经或下腹剧痛史。妇科检查可触及子宫后方或一侧边界清楚的硬性包块(机化血块),不活动,轻微触痛。盆腔超声检查探及子宫后或侧方有完整包膜、边界清楚的异常包块则有助于明确诊断。

3.阑尾周围脓肿　患者中上腹痛伴恶心、呕吐,疼痛逐渐加重可转移为持续性右下腹痛。体格检查腹肌紧张、压痛及反跳痛,右下腹或盆腔内扪及固定不活动肿块,压痛。血常规白细胞增高,彩超检查可见右下腹杂乱回声包块,CT 亦可见右下腹密度不均包块。

4.盆腔肿瘤 子宫内膜癌多见于绝经前后妇女,特别是绝经后出现不规则阴道出血者,应早期进行子宫内膜诊刮检查以明确诊断。卵巢癌常发生于围绝经期妇女,可出现腹水、盆腔包块及消瘦、血清 CA125 可增高,B 超、腹腔镜及盆腔 CT 检查发现盆腔肿块有助于诊断。

四、治疗

(一)治疗原则
急性盆腔炎必须根据致病菌及药敏结果选择有效抗生素尽快控制感染,预防进一步转为慢性盆腔炎及盆腔痛。慢性盆腔炎疼痛根据病变部位及患者主诉,采取多模式及互补替代医学的综合治疗,包括患者教育、药物治疗、中医中药、理疗、神经阻滞、神经介入、手术治疗、心理治疗等。

(二)一般治疗
盆腔炎急性期采取半卧位卧床休息,有利于脓液积聚于直肠子宫陷窝使炎症局限。注意维持水电解质及酸碱平衡,高热时予以降温,禁止滥用糖皮质激素避免感染扩散。注意营养,加强锻炼,增强体质,劳逸结合。

(三)控制感染
盆腔炎急性感染期应彻底抗感染治疗以免迁延为慢性炎症。抗菌药物使用原则:联合用药,选用药物毒性小,同时针对需氧菌及厌氧菌的广谱、高效抗生素,一旦明确病原菌则根据药敏试验结果及时调整;药物剂量及治疗疗程应充足,以静脉途径给药为佳。盆腔炎慢性炎症期因致病菌产生了一定耐药性且药物不易吸收,抗生素宜采用全身与局部联合应用。

(四)腹痛治疗
盆腔炎腹痛的治疗应谨慎,首先应明确病因进行专科病因治疗;其次,在排除内脏穿孔、出血、肠梗阻等急腹症后,在专科治疗基础上适度镇痛并密切观察病情变化,切忌盲目镇痛掩盖病情。同时应高度重视各种治疗方法的适应证与禁忌证。盆腔炎疼痛以综合镇痛治疗为主,包括药物治疗、物理治疗、心理治疗、神经阻滞及手术治疗等。当药物治疗无效或副作用限制其应用时,需要考虑区域阻滞技术或手术治疗。

1.药物治疗

（1）非麻醉性镇痛药

①非甾体类抗炎镇痛药（NSAIDs）：NSAIDs通过抑制环氧化酶活性,抑制花生四烯酸转化为前列腺素以及抑制缓激肽释放,具有止痛及抗炎作用,可达到中度止痛的效果。这类药物包括阿司匹林、吲哚美辛、萘普生、萘普酮、双氯芬酸、布洛芬、尼美舒利、罗非昔布、塞来昔布等。盆腔炎疼痛可给予布洛芬 0.4～0.8g 口服,每日 2～4 次;或塞来昔布 200mg 口服,每日 1～2 次。常见不良反应主要有胃黏膜损伤、胃溃疡穿孔、肝肾功能损害及抗血小板聚集出血等,可预防性使用胃黏膜保护剂,如硫糖铝类、铋剂等。合并有消化道溃疡或凝血功能障碍者慎用。

②曲马多：为人工合成非阿片类中枢性镇痛药,作用于中枢 μ-阿片类受体以及去甲肾上腺素和血清张力素镇痛。可用于治疗中度疼痛。曲马多 50～100mg 口服,每日 2～3 次,日最大剂量≤400mg。不良反应包括出汗、眩晕、恶心呕吐、口干、便秘等。

（2）阿片类药物：阿片类药物与脑、脊髓中枢特异性阿片受体结合发挥镇痛作用,用于治疗中到重度疼痛。此类药物包括可待因、双氢可待因、氢吗啡酮、羟考酮、美沙酮、吗啡、芬太尼等。应正确使用阿片类镇痛药。慢性、顽固性、中重度盆腔痛患者在除外急腹症及充分抗感染治疗后可短期给予硫酸/盐酸吗啡缓释片 30mg 口服,q12h,或盐酸羟考酮控释片 10mg 口服,q12h,一旦患者腹痛缓解就可以逐渐停用阿片类止痛药。常见不良反应：恶心呕吐、便秘、镇静、尿潴留及呼吸抑制等,还可产生耐药性、潜在的药物成瘾与滥用等。恶心呕吐给予氟哌啶醇、甲氧氯普胺,在阿片类止痛药用量趋于稳定后,所有恶心呕吐症状可消失。便秘给予大便软化剂、缓泻剂等通便药物。如果患者出现显著的过度镇静症状,则应减少阿片类止痛药的剂量。尿潴留患者应避免膀胱过度充盈,给予患者良好的排尿时间和空间,避免同时使用镇静药,采取流水诱导法、热水冲会阴部法和（或）膀胱区按摩法诱导自行排尿。呼吸抑制患者应保持呼吸道通畅,鼻导管/面罩吸氧、给予纳洛酮拮抗,必要时气管插管、机械通气控制呼吸。如出现药物耐受,可调整剂量,必要时更换阿片类药物。

（3）抗抑郁药：抑郁症与慢性盆腔痛存在关联性,但目前尚无充分证据证明抗抑郁药对慢性盆腔疼痛有实质性改善作用。三环类抗抑郁药,如丙米嗪、阿米替林、多塞平、氯米帕明、去甲替林等作用于下丘脑及边缘系统,阻断单胺递质（主要为肾上腺素和 5-羟色胺）,在治疗其他疼痛的过程中显示可能改善慢性盆腔疼痛。慢性盆腔痛患者可给予阿米替林小剂量（12.5mg,qn）起用,视病情缓慢增量至

25～50mg。不良反应主要有口干、视力模糊、窦性心动过速、尿潴留、青光眼加剧、体位性低血压、头昏、镇静、嗜睡、便秘、锥体外系症状等。因镇静作用较强,宜晚间睡前服用。如出现严重不良反应,应酌情减量或停药。

(4)抗癫痫药:加巴喷丁和普瑞巴林对于慢性盆腔炎合并神经病理性疼痛患者也具有一定效果且副作用较少,也可与阿米替林等抗抑郁药联合应用。加巴喷丁为 γ-氨基丁酸衍生物,改变 γ-氨基丁酸代谢及电压激活钙通道的辅助亚单位发挥作用治疗神经病理性疼痛,普瑞巴林通过调节钙通道减少神经递质的钙依赖性释放治疗神经病理性疼痛。此两种药物都应从小剂量开始,逐渐滴定增加剂量。加巴喷丁首次 100～300mg 睡前服用,以后每 2～3 天增加 300mg,一日三次,最大可增至每天 3600mg。常见不良反应包括嗜睡、眩晕、行走不稳,疲劳感,常见于用药早期,多数患者能逐渐耐受。普瑞巴林 75mg 或 150mg,每日 2 次,日最高剂量 600mg。常见不良反应有头晕、嗜睡、口干、水肿、视物模糊、体重增加及集中注意力困难等,但症状较轻。

(5)其他药物

①α-糜蛋白酶:胰腺分泌的一种蛋白水解酶,能迅速分解变性蛋白质,利于粘连分解和炎症吸收。可用于创伤或手术后伤口愈合、抗炎及防止局部水肿和积血。α-糜蛋白酶 5mg 肌内注射,隔日 1 次,7～10 次为 1 个疗程,需注意过敏反应的防治。

②糖皮质激素:药理作用包括抗炎、免疫抑制、抗休克、抗毒等作用,严重盆腔炎患者在充分抗感染治疗后可短时应用以抗炎镇痛。地塞米松 0.75mg,口服 3 次/日。注意,停药前需逐渐减量。需警惕糖皮质激素大剂量、长期使用不良反应较多,应谨慎应用并加以预防。合并库欣综合征、动脉粥样硬化、肠道疾病或慢性营养不良的患者及近期手术后的患者慎用。急性心力衰竭、糖尿病、有精神病倾向、青光眼、高脂蛋白血症、高血压、重症肌无力、严重骨质疏松、消化性溃疡病、妊娠及哺乳期妇女也应慎用。

2.物理治疗　物理治疗可通过温热刺激,促进盆腔局部组织血液循环,改善局部组织代谢,利于盆腔炎症吸收和消退。常用理疗方法有超短波、微波、超激光、离子导入、高频热疗、经皮脉冲电刺激治疗及经阴道电刺激治疗等。需注意物理治疗禁忌证:生殖器恶性肿瘤,心、肝、肾功能不全及活动性肺结核,高热,过敏体质,月经期及孕期。应避免对卵巢的物理治疗。理疗每日 1 次,10 次为一个疗程。

3.神经阻滞治疗　有研究表明,外周神经阻滞(如腹股沟神经、生殖股神经、阴部神经等)、腰骶椎硬膜外腔阻滞、交感神经阻滞(下腹下丛及奇神经节)及局部类固醇注射可以起到抗炎止痛、改善循环、营养神经、调节交感神经功能等作用,对盆腔炎疼痛具有一定效果。据报道,在腹壁、阴道、骶部痛点局部注射麻醉剂,能缓解68%慢性盆腔疼痛患者症状。此外,A型肉毒杆菌毒素注射也可改善女性盆底肌肉痉挛引起的相关疼痛。

4.神经介入治疗

(1)射频治疗:对于慢性盆腔炎疼痛患者,周围神经阻滞有效但可能疗效维持时间较短,故对经保守治疗难以缓解的重度盆腔疼痛可考虑应用脉冲射频神经调节或神经毁损术等治疗,以延长镇痛作用时间。射频治疗并发症并不常见,主要有神经瘤、毁损周围神经支配区域运动障碍和感觉障碍,与手术操作、毁损神经选择及射频温度选择有关。

(2)脊髓电刺激:脊髓电刺激是通过把电极放置在椎管硬膜外腔后间隙,给予电流刺激脊髓后柱的传导束和后角感觉神经元,电脉冲干扰外周或脊髓水平产生的疼痛信号向大脑的传递从而起到镇痛作用。对于保守治疗无效的慢性盆腔疼痛、难治性盆腔疼痛及严重盆腔非伤害性疼痛患者或许具有一定效果。美国食品药品监督管理局(FDA)已批准外周或脊髓电刺激用于治疗盆腔脏器紊乱疾病,同时也可用于治疗盆腔疼痛的功效测试实验。但 SCS 术前须做好患者全面的心理评估。脊髓电刺激不良反应主要为电极和电流刺激引起的不适感,可通过电刺激调节参数避免。SCS 禁用于植入部位皮肤有感染者和带有心脏起搏器患者。

(3)鞘内药物输注系统植入:通过埋于患者体内的蛛网膜下腔药物输注系统,将阿片类和(或)局麻药输注到蛛网膜下腔,直接作用于脊髓相应受体/通道部位,阻断疼痛信号向大脑传递,缓解疼痛。主要适用于经"三阶梯"镇痛治疗,疼痛控制不佳的晚期癌性疼痛患者及顽固性非癌痛患者,如顽固性盆腔疼痛。主要不良反应有导管移位断裂,堵塞,尖端肉芽肿形成及药物毒性反应等。

(4)高强度聚焦超声(HIFU)骶前神经毁损治疗:HIFU 能够在体外将超声波束聚焦于靶组织生热,从而对病灶神经组织产生消融作用而又不损伤周围正常组织,在超声精确定位下,骶前神经在热辐照范围内损毁。具有非侵入性、微创伤优点,适用于盆腔炎慢性发作患者。

5.手术治疗 慢性盆腔炎有三种基本的手术方法:子宫切除术、粘连松解术和神经切断术。①子宫切除术缓解盆腔疼痛疗效优于药物治疗,缓解率可达78%~95%。但子宫切除术多针对无生育要求的慢性盆腔炎患者,在彻底的保守治疗失败后,经过全面细致地评估,同时除外泌尿系统、胃肠道系统、骨骼肌肉系统疾病和心理障碍后再考虑实施。②粘连分解术对致密粘连尤其影响肠管的慢性盆腔炎患者更受益,但分解术后还有再次粘连可能,手术也有肠损伤风险,不推荐常规采用。③骶前神经切除术对性交痛缓解明显,主要适应证是经系统内科治疗无效的顽固性盆腔中重度疼痛。对手术者技术要求较高,有加重便秘、尿急等风险,故需做好充分的术前评估、技能准备及充分的患者沟通。

6.心理治疗　加强盆腔炎疼痛患者健康宣教及心理疏导,解除患者顾虑,增强治疗信心也是非常重要和十分必要的。

7.针灸治疗　针灸通过释放内源性阿片类物质、使单胺类物质对脊髓背角神经元持续抑制可起到镇痛效应,副作用较少,可作为盆腔炎疼痛辅助治疗方法。

8.康复治疗　经引导按摩肛提肌等也可有效治疗盆腔肌肉骨骼原因引起的疼痛。

第二节　子宫内膜异位症疼痛

一、定义

子宫内膜异位症是指具有活性的子宫内膜组织(腺体和间质)出现在子宫内膜以外部位而引起的疾病,这些部位包括脐、肾、肺、胸膜、膀胱、乳腺以及输尿管等处,以卵巢和宫骶韧带最常见,其次为子宫、直肠子宫陷凹、腹膜脏层、阴道直肠膈等部位。子宫内膜异位症疼痛目前认为是一种包括痛经、性交痛、排便痛、非经期慢性盆腹肌性痛的非特异性疼痛综合征。

二、病因

子宫内膜异位症的病因有多种理论,但均不能解释其真正原因,这些理论有:

(一)经血逆流学说

月经不畅时,经血容易发生逆流,使得子宫内膜随经血进入腹腔,散落于卵巢或者邻近盆腔腹膜,并且继续生长或者蔓延,最终发展成子宫内膜异位症。

(二)体腔上皮化生学说

体腔上皮能通过化生转变为功能性子宫内膜,特别是倒流经血中的内膜碎片,可能是一种激惹因子。

(三)淋巴及静脉播散学说

远离盆腔部位的器官如肺、大腿皮肤以及肌肉等发生子宫内膜异位症可能是淋巴或静脉播散的结果。

（四）免疫学说

异位内膜的种植或排斥与机体的免疫功能有关，在自身免疫功能正常的情况下，妇女免疫系统可以杀灭经期自输卵管流入腹腔的内膜细胞。若局部免疫功能不足或者内膜细胞数量过多时，免疫系统无法将其杀灭，会引发子宫内膜异位症。

（五）卵泡黄素化不破裂学说

该学说认为患者为一种无排卵的特殊类型，由于促性腺激素减少而影响卵巢功能或使卵泡对黄体生成素反应迟钝而影响排卵，可造成腹腔雌孕激素水平低下，使子宫内膜细胞易于种植腹腔。

（六）其他

除上述多种病因的学说外，子宫内膜异位症发病的高危因素包括：①遗传因素：本病约 15％～20％有家族史；②不孕与妊娠：不孕是子宫内膜异位症的危险因素，妊娠有保护治疗作用；③盆腔手术史：刮宫、剖宫产、肌瘤剔除术等常导致子宫内膜异位症；④二噁英：是一种化学制剂，在垃圾燃烧后的灰迹中含量很高，二噁英可以促进子宫内膜种植。

子宫内膜异位症疼痛的病因为患者体内病灶可能与周围组织发生粘连进而出现牵拉，或病灶出现囊肿，且随着囊肿的不断生长，体积逐渐增大，对周围组织产生压迫。除了病灶本身直接引发疼痛外，腹腔中的病变发生炎性反应也可引起疼痛。

三、发病机制

关于子宫内膜异位症疼痛的发病机制，目前仍然不清楚，异常神经分布、炎症介质以及机械牵拉性疼痛等是近年来国内外的研究热点。具体的疼痛发病机制可能与以下因素有关：

（一）病灶周期性出血

由于病灶对内分泌仍然具备反应，因此，只要存在盆腔内病灶，即可出现周期性出血，血液中的单核细胞转变成病灶中的巨噬细胞，后者可诱发低级别的无菌性慢性炎症反应，从而触发盆腔疼痛。

（二）腹腔炎症反应

随着疾病的进展，巨噬细胞释放各种细胞因子、生长因子以及前列腺素等致痛活性因子并触发病灶神经生长，从而激活前列腺素疼痛信号途径，参与子宫内膜异位症疼痛发生过程。

（三）病灶内神经生长

病灶的生长势必伴随着血管和神经的生长，血管与神经的生成及其之间的相互作用在子宫内膜异位症的发病机制中起重要作用。研究发现，子宫内膜异位症病灶内可检测出神经生长相关蛋白 GAP43，提示子宫内膜异位症病灶存在神经生长现象。研究还发现，病灶神经纤维分布密度与患者疼痛症状的严重程度呈现显著相关性。给予孕激素等治疗后，患者疼痛症状减轻，病灶神经分布密度显著减少。这说明子宫内膜异位症病灶出现神经纤维分布是子宫内膜异位症患者疼痛的主要原因。

（四）外周神经敏化

外周神经敏化是子宫内膜异位症疼痛的主要发生机制。研究发现，子宫内膜异位症病灶存在伤害感受器，有害刺激产生神经冲动传入至脊神经根（DRG）再上传至大脑。另外，子宫内膜异位症病灶上的敏化伤害感受器还可影响或作用相邻脊髓节段的 DRG 产生痛觉共敏，进一步加剧个体痛觉过敏。子宫内膜异位症患者经外科手术切除病灶后，其痛觉过敏显著下降，可证实子宫内膜异位症患者存在外周神经敏化现象，这些发现更加证实了子宫内膜异位症存在外周神经敏化现象。

（五）中枢神经敏化

通过子宫内膜异位症实验动物模型发现腹腔内卵巢子宫内膜异位囊肿可诱发阴道痛觉过敏，提示子宫内膜异位症疼痛存在内脏牵涉痛，即中枢神经敏化现象。这也就是为什么我们临床上不能完全消除子宫内膜异位症患者疼痛症状的根本原因。

四、病理

子宫内膜异位症基本病理变化为异位子宫内膜随卵巢激素变化而发生周期性出血，导致周围纤维组织增生和囊肿、粘连形成，在病变区出现紫褐色斑点或小泡，最终发展为大小不等的紫褐色实质性结节或包块。镜下观：早期可见到典型的子宫内膜腺体及间质，晚期病灶见不到内膜细胞，但可见到含铁血黄素的巨噬细胞。巧克力囊肿壁最常见的形态是囊壁内衬上皮大部分被破坏，只能见到少部分不完整的上皮，间质部分或全部被含铁血黄素细胞所取代。

五、症状

痛经是其最主要的症状，发生率为 65.5%，一般出现在月经前 1～2 日，月经期 1～2 日加剧，以后逐渐减轻，月经干净后缓解。而非经期的下腹部或是盆腔的隐痛、性交痛被认为是诊断异位症有价值的症状之一，经期肛门坠痛或排便痛是异位症较为特异性的症状。子宫内膜异位症疼痛的特点主要包括：

（1）表现形式多样，如痛经、慢性盆腔痛、性交痛和大便痛等。

（2）定位不清，可放射到腰部、大腿内侧等部位。

（3）可伴有泌尿道和肠道刺激症状，如尿频尿急、大便次数增多以及便秘症状。

（4）可伴焦虑、烦躁、易怒、失眠等。子宫内膜异位症疼痛性质多呈持续性，随病情的进展而加重，但与病变的程度并不□□□成正比。

六、体征

典型子宫内膜异位症子宫后倾位，活动度差或固定。在直肠子宫陷凹、宫底韧带或子宫后壁下段等部位有触痛性结节或片状增厚。于一侧或双侧附件处触及与子宫粘连的肿块，活动度差，囊性，有压痛。三合诊检查，可更清楚地触及阴道后穹隆及直肠壁的结节。若病变累及直肠阴道隔，可在阴道后穹隆扪及隆起的小结节或包块，甚至有时可直接看到局部隆起的蓝色斑点或结节。特殊部位病灶表现各异；脐内结节突起，有周期性触痛等。较大的卵巢子宫内膜异位囊肿在腹部可扪及囊性包块，腹壁瘢痕子宫内膜异位病灶可在切口瘢痕内触及结节状肿块，囊肿破裂时出现腹膜刺激征。

七、诊断

子宫内膜异位症患者疼痛的明确诊断往往比较困难，因为疼痛的强度与特点和子宫内膜异位症疾病的严重程度没有明显的相关性。即使周期性或与月经相关的疼痛也不能预示为子宫内膜异位症。此外，还有 30%～50% 的病例缺乏典型症状，如没有痛经，月经正常，无不孕，此类患者常合并盆腔炎症，如果经过积极正规抗感染治疗后患者的症状未见好转，应考虑到子宫内膜异位症的可能。

除上述疼痛的症状和体征外，子宫内膜异位症患者尚有以下表现：

（一）月经异常

内在性的子宫内膜异位常伴有月经过多、经期延长或月经淋漓不尽，这些都与卵巢功能异常有关。

（二）不孕

子宫内膜异位症与不孕密切相关，其发生率高达 40%～50%，盆腔解剖结构改变和输卵管结构或功能异常，干扰胚胎的运输。

（三）非子宫部位的异常出血

异位症病灶可侵犯气管引起每次月经来潮时有少量或是大量咯血；肺，胸膜病灶可引起气胸，胸腔积血等；泌尿系统异位病灶可导致月经期血尿、肾盂积血；结肠病灶可引起周期性便血；腹壁瘢痕异位症可有周期性瘢痕疼痛、增大甚至出血。

八、辅助检查

（一）影像学检查

1.超声检查　是最常用的影像学诊断方法,早期的子宫内膜异位症病灶影像学诊断多无特殊表现。典型子宫内膜异位症超声表现为子宫后方或侧方的囊肿,包膜粗糙,内为密集细小强光点反射或不规则反射,彩色超声可见囊内无血流。

2.磁共振成像　MRI可多平面直接成像,并直观了解病变的范围、起源和侵犯的结构,对软组织的显示能力较强,故 MRI 应用于子宫内膜异位症,对辨认附件囊肿,了解盆腔粘连情况很有价值。

（二）腹腔镜检查

腹腔镜检查是目前诊断子宫内膜异位症的最佳方法,特别是对盆腔和 B 超检查均无阳性发现的不育或腹痛患者更是唯一手段,往往在腹腔镜下对可疑病变进行活检即可确诊为子宫内膜异位症。然而,近年来的研究表明,子宫内膜异位症病灶的形态多种多样,其活性差异很大,腹腔镜诊断的子宫内膜异位症仅有 50% 得到病理证实。

（三）实验室检查

1.生化指标　CA125 测定是公认的辅助诊断子宫内膜异位症的非创伤性检查,敏感性随子宫内膜异位症分期增加而增加,早期子宫内膜异位症患者血清CA125 多正常,卵巢子宫内膜异位囊肿浸润较深、盆腔粘连广泛者血清 CA125 多升高。子宫内膜异位症患者 CA125 呈中度表达,腹腔液中表达程度高于血清,如CA125 与抗子宫内膜抗体两者同时异常可确诊。对子宫内膜异位症诊断有意义的生化指标还有抗碳酸酐酶抗体、白介素(IL)-6、可溶性细胞分子(SICAM-1)和腹腔液肿瘤坏死因子(TNF)等,这些指标诊断子宫内膜异位症的价值均有待于进一步研究证实。

2.免疫学测定　主要是细胞免疫、体液免疫和补体的测定,子宫内膜异位症患者体内细胞免疫功能明显下降,CD4 与 CD8 比值下降。体液免疫指标及补体明显增高,IgG、LgA、C3 及 C4 均升高。由于子宫内膜异位症患者体内产生抗子宫内膜抗体及抗磷脂抗体,故两者的测定值均升高,显示自身免疫现象。

九、鉴别诊断

（一）慢性盆腔炎合并盆腔包块

患者多有急性盆腔炎病史,反复感染发作史。经常下腹痛,除月经期外平时也有隐隐作痛,可伴有发热和白细胞、C反应蛋白升高,盆腔检查时,可扪及炎性包块,有压痛。抗感染治疗有效,B超扫描提示包块界限不清。

(二)子宫腺肌症

本病的痛经与异位症相似,甚至更加剧烈。子宫多呈对称性增大,有时呈结节状,多与异位症合并存在,不易鉴别。超声可见肌层中不规则强回声。

十、预防

(一)防止经血逆流

先天性的生殖道畸形,如宫颈闭锁、阴道横隔、残角子宫以及后天性的宫颈管粘连、炎性阴道狭窄等所引起的经血潴留均应及时手术治疗,以避免经血逆流进入腹腔。

(二)防止手术操作所引起的子宫内膜异位

如宫颈裂伤以及糜烂的治疗,应在产后数月或月经后尽快进行,使得在下次月经来潮前宫颈创面已愈合,从而降低宫颈子宫内膜异位症的发生几率;烧灼"糜烂"面时应在接近宫颈外口处"留有余地",甚至可分次处理宫颈前、后唇,以防造成颈管狭窄;手术后局部使用消炎药物,促使创面早期愈合;已确诊子宫内膜异位症或疑似病例,尤其是镜下又见"糜烂"面鲜红易出血或宫颈异常肥大、表面腺体开口密集、颈腺囊肿多发的患者,应慎用或不用宫颈物理治疗;行输卵管切除时,建议做输卵管子宫角部小楔形切除术,腹部手术时应防止子宫内膜种植于腹部切口;人工流产负压吸宫术时,吸管应缓慢拔出,否则腔内外压差过大,宫腔内血液和内膜有随负压被吸入腹腔的危险。

(三)药物避孕

有学者认为长期口服避孕药抑制排卵,可促使子宫内膜萎缩和经量减少,从而经血和内膜碎屑逆流至腹腔的机会亦相应减少。

十一、治疗

笼统地对子宫内膜异位症进行治疗是不科学的,应根据患者的年龄、症状、病变部位、范围、婚育情况以及有无并发症等选择最佳的治疗方法。治疗目的是缓解或消除症状、缩小或消除病灶、改善或促进生育、减少复发。治疗原则,症状轻微者采用期待疗法;有生育要求的轻度患者先行药物治疗,重度患者行保守手术;年轻无生育要求的重度患者可采用保留卵巢功能手术辅以激素治疗;症状和病变均严重的无生育要求的患者可行根治性手术,现将子宫内膜异位症疼痛的治疗方法分述如下：

（一）药物治疗

单独使用药物或术前、术后药物治疗,被视为治疗子宫内膜异位症疼痛症状最有效的措施。目前子宫内膜异位症药物治疗的重点主要放在无阳性体征、病灶轻微、不愿手术及子宫内膜异位症术后的患者。这些药物主要包括非甾体抗炎药、口服避孕药、孕激素及抗孕激素药物、雄激素衍生物、促性腺激素释放素激动剂等。药物的选择要兼顾效果及副作用两个方面,如果效果相似,则应选择副作用低或者副作用可能控制的药物。另外,还要根据以往治疗情况、药物费用等方面进行考虑。

1.非甾体抗炎药(NSAIDs) 早期即有多个随机对照研究,证实了 NSAIDs 治疗痛经的确切疗效。NSAIDs 主要通过抑制环氧合酶(COX)来减少前列腺素产生、抑制其活性而减轻疼痛。主要不良反应是胃肠道反应,甚至引起消化道溃疡,另一个少见的不良反应是肾功能损害,如为试验性治疗则不能超过 6 个月。NSAIDs 可缓解子宫内膜异位症相关盆腔痛还可限制其发展,但仅作为一种减痛治疗,不推荐用于重度子宫内膜异位症的患者。

2.口服避孕药(COCs) 通过阻断卵泡的发育,减少雌激素的产生,使子宫内膜萎缩,减少经血倒流,缓解子宫内膜异位症疼痛。目前多主张采用连续性低剂量的 COCs 与 NSAIDs 联合用药,作为一线药物以治疗子宫内膜异位症不伴包块的疼痛患者。也有研究报道,对子宫内膜异位症痛经患者使用 COCs,痛经程度及慢性盆腔痛程度明显减轻,有卵巢子宫内膜异位囊肿者,囊肿直径明显缩小。

3.孕激素 孕激素能直接抑制子宫内膜间质细胞增生,影响内膜基质金属蛋白酶表达,抑制血管生成,并诱导子宫内膜发生蜕膜化反应,使子宫内膜萎缩,并可明显缓解子宫内膜异位症疼痛症状,其优点是廉价,有效,顺应性好,但也有一定的副作用,包括突破性出血、乳房胀痛、体液潴留及消化道症状等。因此,目前主张开始低剂量的孕激素片剂口服,如甲羟孕酮(20mg/d)2～3 个月,然后改用曼月乐(患者未作子宫切除)或醋酸甲羟孕酮100mg 每 2 周肌注 1 次,使总疗程达 6～9 个月(患者已作子宫切除或能耐受顺应性好)。孕激素已作为二线治疗子宫内膜异位症疼痛患者的选择药物。

4.睾酮类衍生物 代表性药物为丹那唑,是 17-a 乙炔睾酮衍生物,主要通过抑制下丘脑促性腺激素释放激素的脉冲式释放,抑制卵巢功能,使子宫内膜萎缩,出现闭经;也可以直接作用于子宫内膜和卵巢,竞争雌激素受体,使雌激素不能对子宫内膜发挥作用。用药后,血浆中雄激素浓度增高,雌二醇和雌酮量减少,出现闭经,使异位的子宫内膜萎缩,大量资料证实,丹那唑能有效降低子宫内膜异位症患者的临床疼痛症状。由于其明显的不良反应,包括男性化和肝功能损害,限制了其临床应用,而局部使用的制剂可能有一定的应用前景。有报道,对子宫内膜异位症疼痛患者阴道内使用达那唑 200mg/d,可有效缓解痛经、性交痛以及排便痛等症状,并且无明显不良反应。

5.促性腺激素释放素类似物　GnRHa 为人工合成的短肽类化合物,作用与天然 GnRH 相同,能促进垂体细胞释放黄体生成素和卵泡刺激素,但因其与垂体 GnRH 受体的亲和力强,从而对垂体产生相反的降调作用,即垂体分泌的促性腺激素减少,从而导致卵巢分泌的激素显著下降,使异位内膜明显退化,疗程一般为半年。这类药物主要包括布舍瑞、戈舍瑞林、曲普瑞林等,主要副作用为低雌激素引起的围绝经期症状及骨质疏松症状,通常采用“反向添加治疗法”来缓解这些症状。应用 GnRHa 制剂 6 个月以上者,平均骨量丢失达 4%～6%,反向添加疗法可使骨量维持在对人体安全的水平。术前应用 GnRHa 制剂 2～3 个月,可使病灶萎缩,血管形成减少,有利于提高手术成功率。术后用 GnRHa 制剂 6 个月可延长病灶复发的时间。

(二)手术治疗

药物治疗无效、疼痛不能缓解或影像学显示病灶达到手术指征者,应采取手术治疗。手术目的是消除病灶、缓解或解除疼痛、促进生育、减少和避免复发。手术方式包括下述几种:

1.保守性手术　主要用于年轻、有生育需求的患者,手术尽量切净病灶及分离粘连,保留子宫及其附件,尽快修复组织,提高术后妊娠成功率,降低复发率。手术方法包括切除腹膜病灶、剔除卵巢异位囊肿、切除深部浸润结节以及分离粘连等。目前学界主张切除病灶,而不主张应用电凝和激光等物理方法破坏病灶,除非这些病灶部位特殊不适合切除而作破坏性手术。有报道,保守性手术完全切净病灶后1年疼痛缓解为 60%～90%,术后 5 年为 50%～80%,术后 10 年为 50%。腹腔镜能看到的最小病灶为 180μm,所以选用腹腔镜手术能更精确地将细小病灶或周边病灶切除。完全切除深部浸润性子宫内膜异位症是保守手术的难点,腹腔镜比较容易进入腹膜后间隙,又有放大作用,对辨别病灶具有优势。因此,目前主张腹腔镜下处理深部浸润病灶,但具有一定的风险。

2.半根治手术　主要适用于病灶范围广泛,且无生育要求的重症患者,尽量切除所有可见的异位病灶,松解所有粘连并切除子宫,保留一侧或双侧卵巢组织。该手术方式因切除了子宫,阻止经血倒流,同时卵巢血运受到影响,功能减退,因而减少了复发。

3.根治性手术　主要适用于病情严重,病灶范围广,双侧卵巢均被子宫内膜异位囊肿破坏而无法保留者;药物治疗、保守手术、半根治手术无效者;年龄已接近绝经期者。手术范围除了切除子宫和附件外,其他可见或可触及的病灶也应一并切除,当卵巢切除后,体内残留的异位内膜灶也将逐渐自行萎缩退化以至消失。

4.手术和药物联合治疗

(1)术前用药:估计手术难以彻底切除或手术有可能损伤重要器官者,术前可先用药物治疗2~3个月,以使异位病灶缩小、软化,从而有可能缩小手术范围,降低手术难度。

(2)术后用药:如果病变较轻或手术切除较彻底,术后可暂不用药;如果不能彻底切除病灶,术后应继续用药2~3个月,使残留的内膜异位灶退化,以降低术后疼痛复发率,具体方法视病情而定。

(三)神经阻滞疗法

1.上腹下神经丛阻滞术　上腹下神经丛阻滞术是治疗盆腔痛的较理想方法,广泛用于由盆腔脏器如直肠、乙状结肠、膀胱、前列腺、卵巢、子宫等所引起的疼痛,包括顽固性原发性痛经、子宫内膜异位症、慢性盆腔炎及恶性盆腔肿瘤所引起的顽固性盆腔痛均可以通过这种方法来治疗。上腹下神经丛位于 L_5 椎体前缘,腹主动脉末端及两髂总动脉之间,是腹主动脉丛向下的延续部分。临床上对该丛阻滞的部位在第5腰椎体与第1骶椎间最为合适。阻滞方法包括 X 线、CT、B 超引导以及腹腔镜直视等,有前入法和后入法两种途径。其常见的并发症有误刺破血管继发出血及血肿、神经根损伤、脏器损伤、感染、椎间盘炎以及药物误入血管等。

2.星状神经节阻滞　星状神经节由颈下交感神经节和第1胸交感神经节融合而成,呈星状,属于交感神经节。临床上星状神经节阻滞的适应证越来越广泛,基本上遍及全身,子宫内膜异位症疼痛患者前列腺素的合成和释放增加,疼痛刺激交感神经兴奋后,末梢神经释放前列腺素的数量增加,从而加剧患者疼痛程度,形成恶性循环。星状神经节阻滞可通过抑制交感神经的兴奋性,维护下丘脑神经内环境的稳定,调节自主神经、内分泌以及免疫功能,抑制诸如前列腺素等炎性介质的产生和释放而达到治疗目的。同时,它还使得痛觉传导受到抑制,其扩张血管的作用还可以改善经期子宫的血供,转运出厌氧代谢产物,减轻对痛觉神经元的刺激。但星状神经节阻滞具有一定的风险,需要熟悉解剖和临床经验丰富的麻醉医生操作,可推荐为痛经药物治疗无效的新疗法。神经阻滞治疗对女性慢性盆腔痛的治疗起到了一定的作用,在临床上不失为这些患者治疗方法的一个选择。但其治的长期效果、治疗的不良反应及适应证的选择都有待进一步研究。

（四）期待疗法

所谓期待疗法就是患者被确诊后，在一定时间内不采取任何治疗措施，仅予以随访，观察病情变化。适用于轻症患者，只要疼痛症状不明显，可以通过非激素类药物进行控制，对有生育要求的患者期待时间1年为宜。

总之，子宫内膜异位症疼痛的治疗是一个综合的复杂过程，除了上述的治疗方法，还应从心理、社会、情绪等诸多方面使患者的疼痛治疗趋于完善。

第三节　痛经

一、定义

痛经为最常见的妇科症状之一，指行经前后或月经期出现下腹部疼痛、坠胀、腰酸或其他不适，严重者可伴有恶心、呕吐、冷汗淋漓、手足厥冷，甚至剧痛晕厥，亦称经行腹痛。痛经分为原发性痛经和继发性痛经两类。原发性痛经是指生殖器官无器质性病变的痛经，占痛经90%以上；继发性痛经是指由盆腔器质性疾病引起的痛经。

原发性痛经的发病率较高，据我国1980年的抽样调查，痛经的发病率33.19%，而原发性痛经占36.06%，有13.55%严重影响患者工作。其中少女中的原发性痛经占75%。加拿大2011年的流行病学调查中发现，60%的妇女有中到重度原发性痛经，其中51%的痛经妇女日常生活受到影响，17%的重度痛经患者因痛经而缺工或缺课。马来西亚中学生流行病学调查，有69.4%的被调查的女生经历过原发性痛经。J. Sultan等报道少女原发性痛经的发生率为43%～91%。

二、病因

（一）中医学诊断病因

中医学认为多有情志所伤、起居不慎或六淫为害等不同病因，并与经期前后特殊的生理环境有关，患者在此期间若受到致病因素的影响，导致冲任瘀阻或寒凝经脉，使气血运行不畅，胞宫经血流受碍，以致"不通则痛"；或冲任、胞宫失于濡养，不荣而痛。其病位在冲任、胞宫，变化在气血，表现为痛任。其所以随月经周期发作，是与经期冲任气血变化有关。

（二）现代医学诊断病因

1.子宫颈管狭窄　女性宫颈管狭窄会导致经血外流不通畅而产生疼痛,即出现痛经。

2.子宫发育不良　子宫发育不良会导致血液供应异常,造成子宫内缺血、缺氧而引起子宫肌肉痉挛收缩,从而导致痛经。

3.妇科疾病　如子宫内膜异位症、盆腔炎等会影响经血外流不通畅而导致痛经。

4.避孕工具　如果体内存在避孕工具,尤其是宫内节育器,常常会使痛经的程度加重。

5.压力过大　精神处于过度紧张的状态,对疼痛更显得敏感。

6.贪吃生冷　生冷、寒凉的食物会刺激子宫过度痉挛性收缩,影响经血的正常排出,从而引起痛经。

7.作息不规律　生活作息不规律容易引起内分泌失调,常表现为月经不调和痛经。

8.嗜好烟酒　烟和酒的成分都会对月经的生理过程有干扰因素,容易导致痛经的发生。

9.剧烈运动　经期剧烈运动可能使经血从子宫腔逆流入盆腔,造成子宫内膜异位,引起痛经。

10.遗传因素　痛经可能会遗传,女性发生痛经与母亲痛经有一定的关系。

三、发病机制

（一）子宫平滑肌不协调的剧烈收缩

在雌、孕激素的控制下,非孕期子宫产生有节律、自发性的收缩和舒张,这种收缩有时是无痛的,参与调控月经的来潮、精子的输送、受精卵的转运及种植等生理过程。痛经的主要表现为子宫平滑肌的病理性收缩,即痉挛性收缩,子宫肌张力增高,收缩幅度增加等。这种子宫平滑肌不协调的剧烈收缩,使收缩间歇期的子宫无法得到适当放松。这种情况下,血液流动受到限制,子宫的氧供受到约束,导致厌氧代谢物贮积,刺激疼痛神经元,从而引起痛经。

（二）感觉神经纤维受刺激

除子宫肌纤维过度收缩可直接压迫子宫肌层的感觉神经纤维,未破碎的子宫内膜,尤其是膜样痛经时的管型子宫内膜以及多量的月经血或小血块均直接刺激子宫峡部及子宫颈内口处的敏感的神经丛,从而导致疼痛。为了排出管型内膜,子宫的强力收缩也是膜样痛经的机制之一。月经血和退化坏死组织物的裂解物也刺激感觉神经纤维,引起疼痛。

(三)痛经时子宫血流变化

研究发现,痛经程度越重,较细动脉分支血流阻力越高。痛经患者虽然子宫内血流增多,但因血流阻力增高,可能诱发子宫血管收缩而导致疼痛。

(四)从分子水平研究发现参与痛经的物质

1.前列腺素(PG)　研究表明,痛经患者子宫内膜和月经血中 PGF2a 和 PGE2 含量均较正常妇女明显升高。PGF2a 含量增高是造成痛经的主要原因。PGF2a 含量增高可引起子宫平滑肌过强收缩,血管痉挛,造成子宫缺血、乏氧状态而出现痛经。

2.血管加压素及缩宫素　痛经妇女中血管加压素水平升高,这种激素可以引起子宫肌层及动脉壁平滑肌收缩加强,子宫血流减少,静脉输入高张盐水,可使血管加压素分泌增加,更增强了子宫收缩,加重痛经症状。雌激素能刺激垂体后叶素的血管加压素,原发性痛经妇女黄体期雌激素水平异常升高。所以,在月经期第一天血管加压素水平高于正常人 $2\sim5$ 倍,造成子宫过度收缩及缺血,引起痛经。

3.雌二醇(E)和黄体酮(P)　高雌激素使 PGF2a 在月经前期生成增加;孕激素使雌二醇转化为雌酮,雌酮无活性,从而可降低前列腺素的生成,从而使子宫平滑肌收缩降低,缓解痛经。很多实验证明,痛经妇女的第二雌激素高峰高于非痛经妇女。

4.内皮素(ET)、一氧化氮(NO)　ET 是一种由 21 个氨基酸组成的生物活性肽,它含 3 个异构体,即 ET-1、E‰2、ET-3,其中 ET-1 主要存在于子宫组织中,ET-1 与受体结合后,促进子宫平滑肌及血管收缩,引起疼痛。NO 可通过一氧化氮-环鸟苷酸(NO-cGMP)途径表现为致痛和镇痛双重作用。

5.钙(Ca^{2+})　痛经发生时,子宫出现缺血-再灌注损伤,使 Ca^{2+} 流入细胞内,细胞内 Ca^{2+} 超负荷导致细胞能量耗竭、细胞膜损伤,从而子宫平滑肌挛缩,子宫张力增强而痛经。最经研究表明,Ca^{2+} 超载可以导致细胞核稳态失衡,这一切均引起并加重了子宫肌缺血再灌注损伤。

6.p.内啡肽(p-EP)　p-EP 是一类有吗啡样活性的神经多肽,有内源性镇痛作用。子宫腔液及子宫内膜中均存在内啡肽,p-EP 受性激素调控,黄体酮使 p-EP 的分泌增加,但雌二醇却抑制黄体酮对 p-EP 的作用。所以,黄体期 p-EP 浓度降低使子宫活动功能失常,被认为是发生痛经的原因之一。

7.白三烯(LTs)　本身就是致炎,致痛物质,从而可致痛经。

（五）其他因素

子宫发育差、子宫位置不正常、遗传因素、营养因素、神经、精神因素、内分泌因素等均可能是引起痛经的原因。

（1）子宫发育不良、子宫位置异常可导致经血流出受阻，出现痛经。

（2）神经、精神、内分泌系统：慢性疼痛与中枢神经系统（CNS）的改变可能影响了机体对刺激的感受，导致机体产生感觉异常（对非疼痛刺激感到疼痛）和痛觉过敏（对痛刺激感到超常的疼痛）。而子宫敏感会出现性交痛和痛经。TuCH 等研究发现原发性痛经伴随着脑代谢异常。青春期少女心理发育不成熟，认知能力不足，常常抑郁、焦虑，这些负面情绪使子宫峡部张力增加从而导致痛经；或者负面情绪引起心理失衡，神经内分泌紊乱从而刺激子宫导致痛经；或负面情绪影响其痛经的表达，诱发痛经或使痛经的强度加重。

（3）饮食、营养：促进"不良"前列腺素 PGE 的生成。食物中所含的必需脂肪酸（EFAs）为制造前列腺素提供原料，当人体摄入的必需脂肪酸的质和量失去平衡或受到外界干扰时，良性前列腺素（PGE、PCF）的生成轨道便会偏向不良前列腺素，导致不良前列腺素（PGE）生成增多。花生四烯酸是制造 PGE 的原料，主要在奶制品和肉类当中，意味着从饮食中除去减少这类食品有益于痛经的缓解。

四、临床表现

（一）症状

（1）原发性痛经在青春期的患者多见，常在初潮后 1~2 年内发病。30 岁后，发生率下降。

（2）腹痛呈规律的周期性出现，逢经期或行经前后反复发作。

（3）疼痛多自月经来潮后开始，最早出现在经前 12 小时，以行经第 1 日疼痛最剧烈，持续 2~3 日后缓解。

（4）呈阵发性小腹部绞痛、胀痛、坠痛，一般疼痛可持续数小时甚至 1~2 天。有部分患者，经期小腹疼痛连及腰骶，放射至肛门或两侧股部。

（5）腹痛剧烈时可伴有面色苍白，恶心呕吐，出冷汗，手足发凉，甚至产生晕厥等症状。

（二）痛经分度

1.轻度 经期或其前后小腹疼痛明显，伴腰部酸痛，但能坚持工作，无全身症状，有时需要服止痛药。

2.中度 经期或其前后小腹疼痛难忍，伴腰部酸痛，恶心呕吐，四肢不温，用止痛措施，疼痛暂缓。

3.重度　经期或其前后小腹疼痛难忍,伴腰部酸痛,面色苍白,冷汗淋漓,四肢厥冷,呕吐腹泻,或肛门坠胀,采用止痛措施无明显缓解。

五、诊断

(一)病史

详细询问患者的月经史包括周期、经期、经量有无组织物排出等。了解有无产生疼痛的诱因,如过度紧张焦虑、悲伤、过劳或受冷等以及疼痛的全过程,包括痛经发生的时间、性质、程度和有无渐进性加剧。

1.原发性痛经　又称功能性痛经,一般在初潮后1～2年内发病。疼痛持续时间不超过48～72小时。疼痛呈痉挛性或类似分娩产痛,随着年龄增大,逐渐减弱。生育后可能完全缓解。

2.继发性痛经　主要与盆腔器质性病变有关,早于月经便出现,比原发性痛经持续时间长。常见于子宫畸形、子宫肌瘤、卵巢肿瘤、盆腔炎块等。肛诊扪得子宫骶骨韧带结节状增厚,对早期诊断子宫内膜异位症尤为重要。

(二)体格检查

注意检查患者全身健康状况、发育和营养状态。妇科检查时注意子宫大小、位置质地和活动度、有无突起或结节感,子宫韧带及子宫两侧有无粘连增厚、结节或肿块、触痛等,多数患者通过病史及妇科检查即可作出诊断。

(三)辅助检查

(1)血常规、血沉、白带细菌培养排除盆腔、附件感染可能。

(2)B超扫描:一般采用B型超声检查以了解盆腔内有无器质性病变,如子宫肌瘤、卵巢肿瘤、盆腔炎症等。

(3)腹腔镜检查:能确定病变的部位与程度,如盆腔炎症;还能确诊子宫内膜异位症或取活检;能够鉴别子宫畸形如单角子宫、残角子宫、双角子宫等;鉴别盆腔肿块如炎性包块、子宫肌瘤及卵巢肿瘤等。

(4)宫腔镜检查可诊断黏膜下肌瘤、宫腔粘连、宫内节育器嵌顿及内膜息肉、溃疡及炎症等。

(5)盆腔静脉造影有助于诊断盆腔静脉淤血综合征。

(6)子宫输卵管造影可以帮助诊断先天性子宫畸形(如单角中隔子宫等)、宫颈管狭窄及子宫黏连等。

六、预防与调护

注意经期、产后卫生,减少痛经发生。经期保暖,避免受寒;保持心情愉快,经血流畅;注意调摄,免为外邪所伤;不可过用寒凉或滋腻的药物,生冷之品。避免行经期间剧烈运动和过重体力劳动。

七、治疗

(一)一般治疗

(1)重视对患者开展心理治疗,消除紧张和顾虑。

(2)足够的休息和睡眠,规律而适度的锻炼,戒烟。

(3)疼痛不能忍受时,辅以药物治疗。

(二)药物治疗

1.前列腺素拮抗剂 该类药物能抑制前列腺素合成,使子宫张力和收缩性下降,达到治疗痛经的目的。口服吲哚美辛:每次 25mg,每日 2~3 次;或布洛芬:每次 300mg,每日 2 次;或西乐葆 200mg 每日两次。于经前 1~2 天或来经期或疼痛开始时服,痛止停药。副作用为头痛、眩晕和胃肠道反应。有消化道溃疡史的慎用。

2.内分泌治疗

(1)雌激素:适用于子宫发育不良者。己烯雌酚 0.5mg,自月经周期第 5 天开始服用,连服 22 天为 1 个周期,连用 3~6 个周期。

(2)孕激素:可抑制子宫收缩而减轻疼痛。黄体酮 20mg 肌内注射,每日 1 次,经前 7 天开始连用 5 天;或甲黄体酮 4~8mg,每日口服 1 次,经前 10 天开始,连服 7 天;或口服炔诺酮(妇康片)。多数患者停药后半年内无痛经现象。

(3)雌孕激素复合物:适用于上述治疗无效的顽固性痛经患者。国产口服避孕药Ⅰ号或Ⅱ号,月经第 5 天起,每晚 1~1.5 片,服 22 天为 1 周期,连用 3~6 个周期。

3.镇痛镇静解痉药

(1)镇痛:防止痛经发作,可在月经来潮时 12~24 小时口服止痛药。可待因 0.07g;或盐酸曲马多片 50mg 每日两次;止痛片 1 片,每 4~6 小时口服 1 次。或肌内注射安痛定 1 支。

(2)镇静:安定 2.5~5mg 口服,每日 3 次,或口服少量氯丙嗪,适用于精神紧张情绪不稳定的患者。

(3)解痉:严重痛经者可用阿托品 0.3mg 口服或皮下注射硫酸阿托品 0.5mg。

4.中药

(1)三七痛经胶囊,经前一周始服至来经 1~2 日。每次 3~5 粒,每日 3 次。

如痛经严重者,可酌情加大药量或于月经中期后即开始服药。

(2)伤科七厘散,每次 1 支,每日 2～3 次。于经前或经痛时温开水送服。

(3)云南白药,每次 2 丸,每日 4 次。

(4)田七细末 2～3g,经前及经痛时温开水送服,每日 1～2 次。

第四节　盆腔黏连疼痛

盆腔包括解剖的骨性骨盆及骨盆内和邻近的结构,其脏器包括下腹部结构(盲肠、阑尾、回肠、乙状结肠和输尿管、膀胱、前列腺、输精管壶腹和精囊、直肠)、男性外生殖器(阴茎、阴囊、睾丸、尿道、肛管、肛门、会阴肌)、神经系统、软组织、肌肉结构等。女性则包括乙状结肠、回肠、子宫、输卵管、卵巢、直肠、膀胱、阴道、尿道等。引起盆腔疼痛原因很多,有内脏疼痛、骨骼疼痛、软组织痛和粘连疼痛等。因此,熟知相关解剖知识和疾病情况,做出正确的诊断是盆腔疼痛处理的关键。许多疼痛常常与内科、外科和妇产科相关,本节主要讨论盆腔粘连引起的疼痛。

盆腔粘连是指盆腔内的组织器官,如子宫、输卵管、卵巢等器官由于感染细菌或者病毒后,组织器官发生炎性病变。如子宫输卵管炎、卵巢炎等,这些疾病会导致组织充血、水肿、分泌物增加,发生子宫粘连、输卵管粘连、卵巢与输卵管粘连等。也可能是异物反应和盆腔手术的后果,以手术创伤为最常见。据报道,患者中79％有既往手术史,尤其是妇科手术和阑尾切除术。

一、盆腔粘连病因

妇科炎症引起盆腔粘连,最常见的就是盆腔炎和附件炎,如果患者没有及时接受正规系统的治疗,就有可能导致细菌或病毒进一步感染,从而引起盆腔粘连的发生。有结核病史者,如果患者曾经患有过结核病的,如肺结核、盆腔结核等,结核分枝杆菌同样可以导致盆腔粘连的发生,从而影响女性的生育。子宫内膜异位症是青春期女性最常见、最好发的疾病,有的子宫内膜异位到卵巢,就形成卵巢巧克力囊肿;如果异位到盆腔就形成盆腔粘连,盆腔粘连与邻近器官的手术也有一定关系,常见的盆腔手术包括阑尾手术、子宫肌瘤手术或卵巢手术,如果手术后没有经过正规的消炎治疗。很有可能会出现感染现象,盆腔粘连也是这些手术最常见的并发症之一,所以这些手术过后,建议患者尽早下床活动,以防止发生盆腔器官粘连症状。还有一种情况会出现疼痛,就是外科手术后部分会出现肠粘连,比较严重的情况是出现肠梗阻。

子宫内膜异位症也是盆腔粘连疼痛的主要原因，是指子宫内膜腺体和间质异位并种植于子宫腔以外的部位，是一种育龄妇女常见的、多因素影响的、雌激素依赖的、慢性良性疾病，全世界大约有7000万女性患病。盆腔疼痛是其主要临床症状之一，盆腔粘连是子宫内膜异位症的特征性病变，粘连部位与疼痛症状密切相关。

二、症状与影响

　　盆腔粘连症最常见的症状是盆腔疼痛，有26%的盆腔疼痛妇女原发病因为盆腔粘连症。粘连还限制了腹腔内脏器的运动，导致不适。最严重的并发症是肠梗阻，发生率为6%～8%，通常在手术30天后出现。盆腔粘连还可改变盆腔解剖结构，影响输卵管蠕动，导致输卵管阻塞或阻止卵泡破裂而引起不孕。

（一）早期症状不明显

　　全身症状多不明显，有时可有低热，易感疲劳。病程时间较长，部分患者可有神经衰弱症状。

（二）疼痛

　　慢性炎症形成的瘢痕粘连以及盆腔充血，可引起下腹部坠胀、疼痛及腰骶部酸痛。常在患者劳累、性交、月经前后加剧。

（三）不孕症的出现

　　由于盆腔淤血，患者可有月经增多，卵巢功能损害，月经失调，输卵管粘连阻塞时可致不孕。

三、治疗

　　盆腔粘连疼痛多数与内科、外科、妇产科等临床学科的疾病所致。其中一些疾病，如肠粘连等病情复杂，风险大，有时需要手术治疗，因此不能只考虑给予止痛治疗，还有对原发病及病因进行治疗，需要对相关疾病进行了解，对于剧痛者，在明确诊断和治疗方法后可给予止痛。

（一）药物治疗

　　单一用药往往难以取得理想效果，多采用联合用药。应特别注意药物的相互作用，经常检查药物的反应，尽量减少药物的种类和剂量，以减少不良反应和费用。常用的药物如下。

　　1.止痛药　包括非甾体抗炎药（NSAIDs），NSAIDs和作用较温和的麻醉剂的复合剂以及纯麻醉剂。

2.抗抑郁药 抗抑郁药不仅可对抗抑郁情绪,还有机制未明的镇痛作用。抗抑郁药用于慢性疼痛的疗效并不十分可靠,但由于可作为麻醉药的替代品且不易被滥用、依赖性低等优点而被广泛应用。

3.器官特异性药物 治疗盆腔痛的过程中,可针对胃肠症状,膀胱刺激征和骨骼肌肉痛等进行治疗。

4.其他药物 如醋酸甲羟孕酮可通过抑制卵巢功能减少盆腔充血,以缓解相关疼痛。

(二)腹腔镜治疗

腹腔镜是诊断盆腔粘连的金标准,而腹腔镜下粘连分解术也成为金标准术式。腹腔镜技术的长足发展,使得其在慢性盆腔痛的诊断和治疗上具有不可替代的地位。许多观察性研究证实,腹腔镜粘连分解对于 $60\%\sim90\%$ 的慢性盆腔痛患者能缓解症状。但目前,还没有女性慢性盆腔痛患者腹腔镜下粘连分解术的循证医学研究。

(三)心理治疗

对没有明显器质性病变,但有心理障碍的患者应进行心理治疗。可从简单的方法开始,如从教育和消除疑虑入手,逐步进行特殊的心理治疗技术,如放松疗法、认知疗法、支持疗法等。

(四)多学科综合治疗

慢性疼痛有其起始病因和组织损伤以外的成分,这需要获得包括妇产科医生、心理医生、理疗师的综合性多学科治疗。随机对照研究认为,这种治疗模式相对于传统方法能提高患者的生活质量,对于缓解疼痛方面没有明显优势。

第五节　间质性膀胱炎疼痛

间质性膀胱炎(IC)是一种具有典型泌尿系统症状的临床综合征,常见症状有盆腔、膀胱、尿道的持续性疼痛及尿路刺激征。多发于中年女性,也可见于男性和儿童。目前,发病机制尚不清楚,由于缺乏特异性检查方法及标记物,其临床诊断困难。IC尚无特效的治疗方法,以综合性治疗为主。

一、定义

IC的其他命名众多,如膀胱疼痛综合征(BPS)、高敏性膀胱、痛性膀胱综合征(PBS)以及 IC/PBS、PBS/IC 等。对 IC 的研究已经跨越了两个多世纪,因其病因迄今尚未阐明,导致各专业组织对其命名、定义及诊断缺乏统一标准,并存有争议。

这种认识和使用上的混乱,给研究者、临床医生和患者造成了极大的困扰。目前,使用较广泛的定义是美国泌尿协会(AUA)于 2011 年提出的,将其定义为 IC/BPS:"一种与膀胱相关的不愉快的感觉(疼痛、压力感或不适感),并伴随下泌尿道症状,且持续至少 6 周以上,同时排除感染或其他明确的病因。"国际疼痛研究会(IASP)于 2012 年将其定义为 BPS:"发生的持续性或复发性的膀胱区域的疼痛,伴随至少以下一种症状,如膀胱充盈时疼痛加重,白天和(或)夜间尿频,且排除感染或其他明确病因。患者常有认知、行为、性及情感上的不良后果,并有下泌尿道症状和性功能障碍。"尽管诸多定义存有差异,但均包含两个核心部分:①与膀胱相关的持续性疼痛,并伴随下泌尿道症状;②需排除感染或其他明确病因。在各定义中,症状持续时间为至少 6 周至 6 个月不等。

二、流行病学

不同国家和地区间发病率相差较大,可能是由于诊断标准的不统一和缺乏特征性的标记物。日本女性的发病率为(3~4)/10 万,欧洲为 18/10 万,美国为(60~70)/10 万。IC 发病与性别、年龄及种族相关,多发于中年女性,平均发病年龄为 42~48 岁。既往研究认为,男女发病比例约为 1∶10,现在认为,男女发病比例为1∶5。提示既往可能有大量男性患者误诊或者漏诊。Parsons 等的研究表明,近十年美国女性 IC 发病率为 197/10 万,男性发病率为 41/10 万。儿童及青少年也可罹患 IC,约 25% 的成年患者回忆出儿童时期有慢性尿路问题。种族方面,白色人种发病明显高于其他种族,黑色人种罕见发病,犹太裔妇女高发。目前国内尚缺乏相关的流行病学资料。

三、病因及病理机制

IC 具体发病原因尚不明了。目前,认为其是多种因素共同作用疾病,已提出几种相关假说,但尚缺乏统一的定义与归类。

(一)膀胱黏膜上皮氨基葡聚糖层缺陷

氨基葡聚糖(GAGs)是位于正常膀胱黏膜表面的一层保护层,其主要成分包括透明质酸、肝素、硫酸软骨素、硫酸皮肤素及硫酸角蛋白。GAGs 是膀胱壁和尿液之间的上皮屏障,可以防止尿液中细菌的黏附以及尿素、钾离子、钙离子等尿中毒性物质对黏膜下神经和肌肉的损伤。Parsons 等发现 IC 患者的膀胱黏膜上皮 GAGs 明显减少,膀胱上皮细胞功能紊乱,导致膀胱黏膜通透性增高,以致尿中部分毒性物质渗透进入黏膜下层和肌层中,引起接触性损伤。同时,黏膜下层结缔组织中起中和毒素、保护和修复作用的透明质酸类物质返渗入尿中流失,减弱了膀胱壁对毒性物质的防御作用,从而导致毒素刺激疼痛感觉神经,产生疼痛症状。临床上使用 GAGs 类似物如肝素、透明质酸等药物治疗 IC 有效,也间接支持了这一致病理论。

(二)炎症反应及肥大细胞激活

自体衍生的炎症反应可破坏膀胱上皮表面的完整性,从而促进感觉神经元上扬调节,增加激活的肥大细胞以及膀胱上皮细胞产生抗增殖因子(APF)。肥大细胞中含有大量炎症介质如组胺、白三烯、5-羟色胺(5-HT)以及细胞因子。肥大细胞的激活被认为参与了疼痛、尿频及膀胱纤维化的发生,这也构成了利用抗组胺药物治疗 IC 的基础。

APF 可以抑制膀胱上皮细胞的增殖,并最终导致上皮屏障作用的减弱。同时,APF 还可以抑制结合肝素类上皮生长因子(HB-EGF)的产生。HB-EGF 在启动细胞迁移,进行上皮修复的过程中,发挥重要作用。

(三)自身免疫机制

临床上发现,IC 常与某种或多种免疫疾病并存(如变态反应、类风湿关节炎及炎性肠病等),推测其发病可能与免疫有关。研究表明,CD8＋和 CD4＋淋巴细胞、B 淋巴细胞、浆细胞和免疫球蛋白(IgA,IgG 和 IgM)广泛浸润于 IC 患者的膀胱壁中。

(四)神经机制

研究表明,在 IC 患者中存在中枢及外周敏化,以及神经的可塑性变化,这些变化可能是 C 类感觉纤维被激活的结果。研究还发现,IC 患者的膀胱神经周围有高浓度的 P 物质存在,尿液中也有大量的 P 物质分泌,同时,膀胱血管内皮细胞 P 物质受体编码的 mRNA 明显上升,提示可能由于外周血管神经末梢释放 P 物质的高反应性,诱发受体上调,引起神经源性炎症导致疼痛。

(五)一氧化氮(NO)代谢和 Tamm-Horsfall 蛋白(THP)

Birder 等认为 NO 合成酶在 IC 中有重要作用,口服精氨酸来提高 NO 活性,可以增加泌尿系统中 NO 含量,能够抑制 IC 膀胱黏膜下的免疫反应,且 IC 症状复发时尿中的 NO 含量减少。THP 是一种由肾脏合成,在尿中含量丰富的蛋白,其可以阻止细胞毒素类物质对膀胱上皮的破坏。研究证实,IC 患者 THP 含量异常,其缺乏可能与 IC 的发展有关。

(六)感染

感染可能是引起 IC 的因素之一,但迄今尚无明确的证据来支持这一假说。在

IC 发病的早期,可有泌尿系统感染因素存在。用抗生素治疗,症状多无改善。IC 患者膀胱敏感性的增高,可能源于泌尿系统感染后引起的炎症反应。

(七)遗传因素

研究表明,在单卵双生双胞胎罹患 IC 的一致性高于双卵双生的双胞胎。同时,IC 患者成年的一级亲属中 IC 的发病率是普通人群的 17 倍。

(八)受体机制

Neuhaus 等研究表明,IC 患者毒蕈碱受体,嘌呤受体及组胺受体表达增多。毒蕈碱受体和嘌呤受体表达的增多可能与 IC 患者典型的膀胱储存及排泄症状相关。而组胺受体表达的上调也导致了膀胱上皮细胞的炎症反应,从而促进 IC 的发生。

目前认为,膀胱黏膜上皮 GAGs 层缺陷可能是导致 IC 发生的首要因素。接下来的膀胱上皮功能障碍,中枢及外周神经上扬调节,诱发性的炎症反应以及肥大细胞的激活共同促进了 IC 的发生及发展。当伤害性刺激激惹膀胱上皮细胞时,膀胱壁内激活的肥大细胞引起钾离子流入已上扬调节的传入神经;此过程又进一步激活了肥大细胞,加剧了"神经上扬调节和炎症反应"的循环。感觉神经的上扬调节导致了内脏的痛觉超敏以及膀胱和周围盆腔脏器的痛觉过敏。而慢性神经炎症,初级传入神经的过度活化以及中枢敏化相互作用导致了疼痛的持续发生。这些疼痛的冲动由膀胱发出,然后可以体现在周边任何器官,从而可以导致性交困难、盆底功能障碍以及肠易激综合征等。

四、临床表现

疼痛(包括压力感和不适感)是 IC 患者的标志性症状。典型 IC 患者不仅存在与膀胱充盈相关的耻骨弓上的疼痛,而且疼痛范围可以遍及盆腔,如尿道、阴阜、阴道及直肠,甚至可以波及生殖器外的位置如下腹和背部。疼痛因膀胱充盈而加剧,而排尿后疼痛可以暂时缓解或消失。进食特定食物或饮料(如辛辣食物、人工甜味剂、茶、咖啡、酒精、碳酸类饮料、酸性果汁等)以及过量液体摄入均可加剧疼痛症状。

尿频与尿急也是 IC 患者的典型症状。但也存在于其他疾病中,并非 IC 患者所特有。尿频在 IC 患者中的发生率为 92%,但仅凭此并不能将 IC 与其他下泌尿道疾病相鉴别。尿频的变化对治疗效果的评估有价值,但对 IC 的诊断无意义。IC 患者中尿急的发生率为 84%,但尿急一直被认为是膀胱过度活动症(OAB)的典型症状,二者在性质上是不同的。IC 患者尿急是为了避免或者缓解疼痛,而 OAB 患者尿急是为了防止尿失禁。IC 患者尿频及尿急的症状可以发生在疼痛之前,三种症状均出现的时间中位数大概为起病后的 2 年。

在临床中,IC 患者常伴有其他合并疾病,如纤维肌痛、肠易激综合征、慢性疲劳综合征、干燥综合征、慢性头痛以及外阴痛。这些疾病可以发生在 IC 之前,也可以发生在 IC 之后。其机制尚不清楚,提示某些 IC 患者可能处于全身性失调状态。同时,IC 患者常存在心理功能紊乱,如失眠、焦虑及抑郁。这些心理问题又会加重IC 症状,形成恶性循环。IC 患者的生活质量极差,其生活质量评分甚至低于肾衰终末期需长期透析的患者。

五、诊断

由于 IC 无特殊的临床表现,且缺乏特异性的检查方法和指标,造成 IC 尚未形成统一的诊断标准。临床上主要是以病史和体格检查为基础,结合部分辅助检查,排除其他类似疾病,从而作出诊断。

(一)病史及体格检查

典型的 IC 有与膀胱充盈相关的膀胱、盆腔或尿道的疼痛(压力感或不适感)、尿频、尿急及夜尿症。疼痛范围波及阴道、直肠、下腹部或背部。在膀胱充盈、摄取特定饮料或食物以及液体摄入过多时疼痛加重,排尿后疼痛暂时缓解或消失。一般病史采集中,应注意患者有无发生 IC 的危险因素,如盆腔手术史、盆腔放射治疗史、尿路感染史、泌尿系统疾病史和自身免疫性疾病史等。

体格检查的首要目标不仅仅是膀胱,还要重点排查引起患者症状的其他可能病因。在进行盆腔检查时,要特别注意患者膀胱有无任何触痛以及膀胱的充盈程度。对于女性患者,应该进行阴道检查,以排除有关妇科疾病,如阴唇/阴道壁疾病、子宫颈炎、子宫平滑肌瘤、子宫内膜异位症或盆腔炎等疾病。对于男性患者,如疼痛放射至阴囊-肛门区域,应进行直肠指诊。在体格检查中,也应注意神经检查,如球海绵体反射、直肠张力、肛门舒缩、深部反射以及感觉运动评估等。

在病史采集中,排尿日记对诊断很有意义。与普通患者相比,典型 IC 患者会逐渐出现排尿次数增加和夜间尿频加重,以及每次排尿量的逐渐减少。同时,多种问卷调查表的使用可以对可疑患者进行筛查,对于辅助诊断 IC 很有意义。常见问卷调查表用 IC 症状指数、O'Leary-SantIC 症状指数以及盆腔痛、尿频及尿急调查表。

(二)分型

IC 依据在膀胱壁内有无 Hunner 溃疡,可分为两个亚型,溃疡型和非溃疡型。

二者在病理变化、临床特征、治疗方法上均有所区别。溃疡型 IC 较少见,仅占所有患者的约 5%～10%,在膀胱镜下和膀胱壁活检时可发现膀胱损害和(或)慢性炎症征象。而非溃疡型 IC,虽有临床症状,但镜下并无肉眼可见的损害和组织学的改变。溃疡型 IC 更倾向于一种膀胱本身的炎症疾病,其疼痛更剧烈,尿频次数更多,膀胱容积更小。而非溃疡型 IC 更像是一种弥散性疼痛的综合征,其症状不仅有盆腔痛、尿频及尿急,还伴随许多系统性的疾病,如纤维肌痛、肠易激综合征、慢性头痛、性交困难、盆底功能异常等。

(三)辅助检查

1.尿液标志物 IC 患者尿中多种成分发生改变,有可能成为 IC 的标志物,有助于 IC 的辅助诊断。通过了解病理生理的变化,可以提供针对性的治疗,也有助于研究和评价治疗效果。IC 标志物的研究还处在探索发展阶段,尚未发现在临床上实用价值令人满意的标志物。

AFP 是目前研究较多的 IC 标志物,被认为是一种较理想的 IC 标志物。依据目前研究结果认为,AFP 是由 IC 患者的膀胱上皮细胞产生,而无症状的对照人群膀胱上皮细胞不产生 AFP。Keay 等研究表明,AFP 在 IC 患者中出现的敏感性高达 94%,特异性高达 95%。他们还发现 IC 患者尿液中 HB-EGF 水平显著降低,而表皮生长因子水平显著升高。Bouchelouche 等研究表明,肥大细胞激活的标志物如白三烯 E4 和嗜酸性粒细胞蛋白 X,在 IC 患者的晨尿中均显著升高。

2.一般检查 一般检查应至少包括尿液分析和尿液微生物培养,以便对任何存在排尿功能障碍的患者进行最基本的排查和评估。如患者有吸烟史和(或)存在未行评估的尿中隐血,应进行尿液细胞学检查,以便排除膀胱肿瘤。

3.特殊检查

(1)钾离子敏感试验:膀胱内钾离子敏感试验(PST)是 IC 的一种辅助诊断试验。其理论基础是由于 IC 患者 GAGs 层缺陷,导致膀胱上皮通透性增高,如膀胱内注入含钾溶液,因钾离子渗入黏膜下,使黏膜下感觉神经末梢去极化而产生疼痛及排尿。然后对患者疼痛、尿急的严重程度进行评分,依据评分来判断 PST 试验是否阳性。但现在不推荐行该试验,不仅因为它是疼痛试验,而且有部分逼尿肌过度活动的患者会出现假阳性。

(2)膀胱镜检查及膀胱内水扩张:膀胱镜检查现在仍然是判断 IC 的诊断性试验,其意义在于可以以将 IC 与膀胱正常的慢性盆腔痛或膀胱痛进行鉴别。溃疡型 IC 患者可以在膀胱底部或者侧壁见到 1 个或多个 Hunner 溃疡。当在膀胱镜下发现 Hunner 溃疡和膀胱容量减少时即可确诊 IC。非溃疡型 IC 患者,在膀胱镜下水扩张后,约90%的患者可发现膀胱黏膜下出血或点状出血。但这种黏膜下出血并非IC所特有的表现,也可见于未分类的慢性盆腔疼痛、子宫内膜异位症甚至是行膀胱镜检查的无症状患者。同时,膀胱镜下水扩张还具有治疗作用,可使约30%的患者获得短期内的症状缓解。

（3）尿动力学:尿动力学是一种利用膀胱充盈和排空的机械性检查手段,它可以评价膀胱充盈期和排尿期压力与尿流的关系。IC患者膀胱容量减少,流速减慢,残余尿量减少,这些尿动力学检查结果对IC诊断无明显作用,但可帮助排除OAB,减少误诊率。

（4）膀胱内灌注利多卡因:膀胱内灌注利多卡因不仅能缓解膀胱疼痛,而且可以作为IC的辅助诊断工具。它可以用来判断盆腔痛是否来源于膀胱或膀胱外器官,从而帮助正确诊断。

（5）膀胱活检:目前,学界对于诊断IC是否需要行膀胱活检仍然存在争议。但膀胱活检与膀胱镜检查相结合,对确定IC的分型很有意义,从而有利于确定后续的治疗方案。病理组织学显示多数患者炎症反应轻微,可见的病理改变有炎症细胞如肥大细胞浸润、黏膜下肉芽组织形成、充血水肿或出血,尿路上皮渗透性增高,黏膜屏障功能缺失。肥大细胞增多是IC的主要病理表现之一,主要存在于黏膜下层和逼尿肌组织间。IC患者膀胱镜下钳取组织活检,由于阳性率较低而在临床上并不推荐常规应用,但膀胱随机活检可排除膀胱原位癌或其他膀胱病变。

在临床诊断IC的实际工作中,可按照病史及体征.排尿日记及IC问卷调查表-PST-膀胱镜下水扩张这一步骤进行操作,可提高IC确诊率。同时要注意尿液分析和尿细胞学检查等排除相关疾病,并可通过尿动力学检查了解膀胱容量及顺应性。

六、治疗

IC治疗方法众多,但目前尚无特效的治愈手段。因此,IC治疗的首要目标是改善症状,提高患者生活质量。需要指出的是,疼痛治疗是IC治疗的重要环节,贯穿于治疗的始终。

（一）一般治疗

1.患者教育　在治疗之前,需要对患者进行相关知识教育,包括介绍膀胱的功能,IC疾病的知识,各种治疗方法的优缺点以便患者选择,以及告知患者,目前尚无单一特效的治疗方法,治疗IC需采用综合疗法。

2.行为治疗　患者需要意识到,某些特定的行为可能会加重或者改善IC症状。对这些行为的矫正和练习,通常是安全有效且廉价的,但对改善患者症状十分重要。IC 患者应避免摄入可能会加重症状的饮料或者食物,如:咖啡、茶、酒精、酸性饮料、巧克力、人工甜味剂、柑橘类食物、辛辣食物等。同时注意,以下行为可能会加重症状,如盆底肌肉锻炼、性交、穿紧身衣物等。在膀胱或者会阴区局部采用冷敷或者热敷,或者采用温水坐浴可以改善患者的不适感。患者还可通过控制饮水量、膀胱训练、定时排尿、记录排尿日记、盆底肌肉放松练习来改善尿频、尿急的症状。

3.控制压力治疗　压力(或者应激)是引起 IC 发病的最重要的诱因。针对缓解压力、焦虑或抑郁的治疗能明显改善患者症状。控制压力的治疗方法包括:运动、沐浴、冥想、减少工作时间及工作量、加入患者互助团体等。

4.其他　对并发疾病的治疗(如泌尿道感染、阴道炎等),用助于缓解 IC 患者的症状。同时,对于已经存在疾病如肠易激综合征、纤维肌痛、抑郁症等的良好控制,也有利于 IC 的治疗。

(二)药物治疗

1.膀胱黏膜保护剂　戊糖酸多聚硫酸钠(PPS)是美国食品药品监督管理局(FDA)唯一批准的用于治疗 IC 的口服药物,且是最常用的一线口服药物。PPS 是GAGs 类似物,可以通过取代膀胱黏膜上皮缺损的 GAGs 层来降低膀胱黏膜通透性,从而减少大量毒性物质对黏膜下神经的刺激。同时,PPS 还能抑制肥大细胞的脱颗粒。一项双盲、安慰对照试验表明,PPS 可以改善 IC 患者的疼痛及尿频、尿急症状。PPS 起效时间较慢,一般为 3～6 个月,推荐剂量为每天 3 次,每次 100mg。口服 PPS 的主要副作用为恶心、腹泻、腹痛、直肠出血以及脱发。

2.抗抑郁药　三环类抗抑郁药阿米替林是治疗 IC 的一线口服药物,其机制包括抑制 5-HT 再摄取,通过阻断组胺 H1 受体来抑制肥大细胞激活,通过抗胆碱作用来稳定肥大细胞以及抗焦虑和辅助睡眠的作用。推荐用法为从 25mg/d 逐渐增加到 75～100mg/d,且只有在剂量＞50mg/d 以上可能才有治疗效果。阿米替林常见的不良反应是口干、眩晕以及胃肠道副作用。

3.组胺受体阻滞剂

(1)羟嗪:羟嗪是组胺 H_1 受体阻滞剂,其治疗 IC 的机制是阻断肥大细胞脱颗粒,从而阻断组胺的释放。同时,羟嗪是一种三环哌嗪类药物具有镇静、抗焦虑、中枢性肌肉松弛以及抗胆碱作用。早期的研究表明,逐渐增加羟嗪剂量至 75mg/d,可以改善约 90% 以上 IC 患者的症状。然而,较近的一项前瞻、随机对照试验表明,羟嗪并不能改善 IC 患者症状。也有研究表明,羟嗪 25～50mg/d,可以缓解小部分

IC 患者症状。尽管现有研究相互矛盾，但因羟嗪较低的副作用（主要是困倦，但长期应用会减轻）以及对一部分 IC 患者可能有治疗作用，仍被大多数指南列为 IC 的一线口服用药。

（2）西咪替丁：西咪替丁是组胺 H_2 受体阻滞剂，也属于治疗 IC 的一线口服药物。据报道，口服西咪替丁每日 2 次，每次 300mg，可使 66% 的患者症状得到缓解，其中 44% 的患者症状得到持续的完全缓解。

4.镇痛药　控制疼痛是治疗 IC 的重要部分。但应用非甾体类消炎（NSAIDs）药物可能会使高达 10% 的 IC 患者症状加重，所以在尝试应用 NSAIDs 药物之前需警惕此潜在的副作用。对于已经使用此类药物的患者，可以试验性的停用 NSAIDs 药物，以便观察症状是否有减轻。研究表明，加巴喷丁、NSAIDs 和阿米替林联合使用 4 周后，可显著改善 IC 患者膀胱过度活动的症状。

5.免疫抑制剂

（1）环孢素（cyA）：CyA 是一种免疫抑制剂，通过抑制 T 细胞激活和细胞因子释放来减轻 IC 患者的膀胱炎症反应。在一项前瞻性随机研究中，Sairanen 等发现使用 cyA 的效果优于 PPS（两者的反应率分别为 75% 和 19%），但是 cycA 的有害事件明显高于后者。回归性研究发现，cycA 尤其适用于保守治疗无效的溃疡型 IC 患者。但 CyA 严重的副作用极大限制了其在临床中的应用，常见的副作用有高血压、肾功能不全和免疫抑制。

（2）吗替麦考酚酯（MMF）：MMF 是移植术后患者常用的抗排斥药物，可以有效治疗一些自身免疫性疾病，如炎性葡萄膜炎、系统性红斑狼疮、狼疮性肾炎等。而上述这些自身免疫疾病与 IC 存在相关性，因此，MMF 被用于治疗 IC 的研究，但迄今这方面研究仍然不足。

（3）其他：可能治疗 IC 的免疫抑制剂包括硫唑嘌呤和甲氨蝶呤，但其相关研究十分缺乏。值得注意的是，AUA 治疗指南中不推荐长期口服糖皮质激素来治疗 IC。

6.他乐珠　肥大细胞激活释放多种促炎因子（其中就包括神经营养因子，（NGF））被认为是 IC 发病的机制之一。NGF 与组织损伤或炎症反应中疼痛的产生有关，而 IC 患者血浆及尿中 NGF 均升高。他乐珠是人工合成的 NGF 单克隆抗体，可阻止 NGF 与伤害性神经元上疼痛受体的结合。一项随机双盲对照研究表明，静脉予以他乐珠（200ug/kg）可以显著降低患者日常疼痛评分和日常尿频的发生次数。

7.膀胱内药物灌注

(1)二甲亚砜(DMSO):DMSO 是临床上治疗 IC 最常见的灌注药物,也是唯一被美国 FDA 批准的治疗 IC 的膀胱内灌注药物。DMSO 治疗 IC 的机制尚不清楚,普遍认为与其抗炎作用有关,同时,还具有抑制肥大细胞、镇痛、肌肉松弛、促进胶原溶解等作用。据报道 DMSO 治疗 IC 的有效率为 61%,改善时间可达 16~20 个月。常规灌注方法为膀胱内灌注 50%DMSO50ml,保留 10~20min,1 周一次并持续 6 周,然后每月一次维持量。DMSO 灌注治疗常见的副作用是灌注时疼痛、长时间的疼痛加剧以及难闻的气味。

(2)膀胱黏膜保护剂

①肝素:肝素是一种阴离子聚电解质的 GAGs 层衍生物,其被认为可增加膀胱黏膜 GAGs 层的保护作用,并具有抗炎作用。Parsons 等研究显示,56% 的 IC 患者灌注肝素后症状得到改善。常规膀胱内灌注 2~5ml 含有 10,000~20,000IU 肝素溶液,保留 1 小时,每周 3 次,且需持续 4~12 个月。对于症状严重的患者,有抗凝作用的肝素不能在膀胱保留时间过长,可能造成因过度憋尿而破裂的血管止血困难。

②透明质酸钠(HA):HA 是一种糖蛋白,被视为是 GAGs 类似物,能覆盖膀胱表面,使膀胱黏膜免受有害物质的刺激和侵害。Van Agt 等的一项前瞻性研究显示,膀胱内灌注 40mg(50ml),每周 3 次,6 周后 52% 的患者症状改善。Riedl 等对 126 例 IC 患者进行 HA 膀胱内灌注治疗,每周 1 次,发现 53% 的患者在治疗后症状完全缓解,生活质量明显提高,65.5% 患者症状缓解期长达 5 年以上。随着 IC 患者症状的减轻,膀胱内灌注 HA 似乎可以改善患者的性功能。

③硫酸软骨素:硫酸软骨素也是一种糖蛋白,是 GAGs 的主要组分,其治疗 IC 的机制与 HA 类似。Steinhoff 等研究表明,予患者每周灌注 0.2% 硫酸软骨素 40ml,连续灌注 4 周,随后每月灌注一次,共治疗 13 个月,约 92% 的患者症状得到改善。但约 77% 的患者至少发生以下一种副作用,如排尿困难、尿道炎、斑疹、恶心、胃肠道不适等。

④PPS:与口服途径相比,PPS 膀胱灌注具有效果好、起效快的特点。常用的灌注剂量为 200~300mgPPS 溶于 30~50ml 生理盐水中进行灌注。Davis 等研究还发现,膀胱灌注同时口服 PPS 的方法安全、有效,为 IC 治疗开辟了新的思路。

⑤碱化利多卡因:利多卡因通过其局部麻醉作用,可降低膀胱黏膜感觉神经的兴奋性,起到缓解患者疼痛和尿频的作用。单独使用利多卡因进行灌注效果并不确切,临床上,常将利多卡因与碳酸氢钠联合使用。加入碳酸氢钠后可以增加膀胱

黏膜对利多卡因的吸收,起到协同加倍的作用。同时,临床上,常将利多卡因与各类膀胱黏膜保护剂(如肝素)进行联合灌注治疗,是膀胱内鸡尾酒疗法使用最普遍的搭配类型。常用的膀胱内灌注量为1%利多卡因20～30ml,可明显缓解症状,但维持较短。布比卡因可以被考虑用于灌注治疗,因为其不需要加入碳酸氢钠,而且理论上,有更高的效价,亲脂性和更长的作用时间。

⑥奥昔布宁:奥昔布宁是一种抗胆碱药物,具有解痉及抗胆碱的作用。奥昔布宁通过阻断膀胱上的毒蕈碱受体,从而影响逼尿肌的松弛。Barbalias对36例女性患者进行奥昔布宁膀胱内灌注治疗,同时进行膀胱训练。结果表明,患者膀胱容量增大,尿频及疼痛症状缓解且无不良事件发生。

⑦树胶脂毒素(RTX):RTX是辣椒辣素的类似物,它能激活初级感觉传入神经的辣椒碱受体,通过阻断C类感觉传入纤维缓解疼痛。Peng等研究表明,膀胱内灌注低剂量的RTX可以缓解IC患者的疼痛,但对膀胱功能容量有影响。目前,尚缺乏RTX治疗IC临床证据,一项包含163个样本的研究显示RTX的临床效果与安慰剂相比无统计学差异。AUA的治疗指南中建议,不应将膀胱内灌注RTX作为IC的治疗方法。

⑧卡介苗(BCG):尽管在20世纪90年代,就有报道指出膀胱内BCG灌注可以缓解约60%患者的症状,机制可能与刺激免疫系统并激活某种特定的细胞因子有关,但对BCG的疗效一直存有质疑。一项前瞻双盲试验表明,膀胱内灌注BCG对IC患者无任何疗效,且还会导致约50%的患者出现明显的刺激症状。AUA治疗指南建议,除非用于研究目的,否则不应将BCG用于治疗IC。

(三)膀胱微创治疗

1.膀胱镜下水扩张(HD)　麻醉下经膀胱镜行低压、短期内的HD既是IC的一种诊断工具,也是一种治疗手段,可以单独使.用或联合应用。HD的治疗机制尚不清楚,可能与破坏膀胱黏膜下神经丛相关。Aihara等报道,接受HD治疗后,约71%的患者症状缓解持续1个月,但其维持时间较短,持续缓解6个月的患者仅为37%。目前,HD的使用方法还没有统一的标准。AUA指南推荐的方法是低压(60～80cmH$_2$O),短期内(持续时间<10min)使用生理盐水进行膀胱灌注。应当注意的是,应避免进行高压(>80cmH$_2$O),长时间的灌注(>10min),非但不能提高疗效,还增加了发生膀胱破裂和感染等并发症的风险。研究发现,HD后行膀胱训练,可以增加疗效和延长症状改善的持续时间。

2.膀胱内注射A型肉毒杆菌毒素(BTX-A)　BTX是厌氧梭状芽孢杆菌产生的一种神经毒素,A型是BTX其中一种类型。BTX与副交感胆碱能神经末梢神经肌肉接头处的突触前膜受体结合,影响钙离子介导的神经囊泡排出,阻滞乙酰胆碱释放至神经肌肉接头间隙,从而产生可逆性肌肉松弛性瘫痪。目前认为,BTX-A治疗 IC 的机制可能与外周神经脱敏、减轻膀胱慢性炎症以及减少膀胱黏膜上皮细胞的凋亡有关。Lee 等研究表明,BTX-A 治疗可显著缓解非溃疡型 IC 患者的疼痛、尿频症状,改善患者的膀胱功能容量及生活质量,但对溃疡型患者无效。最新的研究表明,反复膀胱内 BTX-A 注射治疗优于单次注射。膀胱内 BTX-A 治疗方法尚无最佳方案,不同的注射深度(浅肌层或尿路上皮下),不同的注射部位(全膀胱、三角区或者尿道周围)均有报道。目前报道,BTX-A 注射剂量大多在 100～300U,稀释浓度为 5U/ml 或 10U/ml,一般会选取 10～40 个注射点,注射部位为膀胱后壁和侧壁、侧壁和三角区或者单独三角区或尿道周围。膀胱内 BTX-A 注射治疗安全性高,迄今尚无系统性并发症,如呼吸抑制、肌无力及疲劳等并发症的报道,但可发生排尿困难及尿潴留,患者可能需要进行尿管导尿。

3.经尿道膀胱 Hunner 溃疡切除术　溃疡型 IC 患者,可以经尿道在内镜下采用电灼电切或激光消融术切除 Hunner 溃疡,或者也可对溃疡进行曲安奈德注射治疗,均能显著缓解患者症状,但需重复治疗。Hillelsohn 等回顾性研究表明,约接受 Hunner 溃疡切除术的 78% 患者症状得到改善,症状缓解持续时间平均为44.8个月。值得注意的是,约 45.8% 的患者在首次手术切除后的 4 年内,还需接受二次或者多次 Hunner 溃疡切除治疗。由此提示,经尿道膀胱 Hunner 溃疡切除术主要是缓解 IC 患者的症状,而非是治愈疾病本身。

(四)神经阻滞/电刺激调节术

1.腹下交感神经阻滞(HNB)　腹下交感神经位于 S1～2 椎体前,两侧第一骶裂孔的位置附近,由来自腹主动脉丛、肠系膜下丛及腰神经节的第 3、4 内脏神经交感纤维组成,发出左、右腹下交感神经。HNB 常用于由直肠、乙状结肠、膀胱、前列腺、子宫、卵巢等盆腔脏器疾患所致的疼痛。一项包含 78 例患者的回顾性分析提示经皮穿刺 HNB 治疗难治性 IC/PBS 有效,症状缓解维持时间为 3～17 个月,此方法随着时间延长,其疗效逐渐下降。针对复发患者再次给予 HNB 治疗同样有效。

2.骶神经刺激术(SNS)　对于常规治疗无效或者准备接受开放手术的顽固性IC 患者,可以考虑行神经电刺激治疗。SNS 是指通过脉冲发生器产生微小电流,通过刺激骶 3 神经(S3)来进行治疗的过程。S3 具有自主及躯体传出纤维和传入感觉纤维,主要支配膀胱、尿道括约肌及盆底肌。SNS 治疗 IC 的机制尚不清楚,可能与抑制膀胱活跃以及干扰异常的 C 纤维活性有关。SNS 还能降低 IC 患者尿中出现的 APF 以及升高的 HB-ECG 含量。一项长期的回顾性研究显示,SNS 可以减轻 72％IC 患者的疼痛及排尿症状,平均缓解时间为 61 个月。然而,因为膀胱及盆腔疼痛通常涉及多条骶神经,因此,刺激单一骶神经可能并不能充分控制症状。

3.阴部神经刺激术(PNS)　阴部神经来源于 S2、S3 及 S4 骶神经根。所以,与 SNS 相比,PNS 可以获得更大的神经刺激范围,是近期 IC 治疗研究的热点。一项前瞻单盲随机交叉试验比较 SNS 与 PNS 治疗排尿障碍的疗效,虽然排尿症状改善的程度无统计学差异,但 PNS 患者拥有更高的主观症状改善程度和舒适度。

4.胫神经刺激术(TNS)　TNS 亦被用于 IC 的治疗,但其治疗的有效性尚存有争议。据报道,TNS 可以缓解 IC 患者疼痛及尿路刺激征,提高患者的生活质量。但也有研究表明,TNS 治疗 IC 无效。

尽管最近的研究表明,神经刺激治疗 IC 具有长期疗效,但不足的是目前关于神经刺激治疗 IC 的研究多来源于小样本的非随机试验。神经电刺激调节术的副作用主要是置入部位的出血和感染,以及机械故障。

(五)开放手术治疗

当所有保守治疗失败时,开放手术治疗是顽固性 IC 患者最后可以考虑的治疗手段。需要指出的是,目前开放手术治疗的疗效并不确切,即使膀胱切除,也不能保证疼痛的完全缓解。加上开放手术的破坏性和不可逆性,且术后存在相关并发症。因此,术前应与患者进行充分沟通,确保患者作出慎重选择。经典的手术指征有低麻醉时膀胱容量＜300ml 和(或)存在 Hunner 溃疡,值得注意的是,开放手术对非溃疡型 IC 患者的治疗效果较差。目前,常用的手术方式主要有膀胱扩大术、尿流改道术以及膀胱切除术。

(六)新型治疗方法

1.高压氧(HBO)　HBO 既往被成功用于环磷酰胺诱导的出血性膀胱炎以及慢性放射性膀胱炎。Tanaka 等予以 11 名顽固性 IC 患者接受 2～4 周的 HBO 治疗,其中 7 名患者疼痛及排尿症状缓解,且疗效持续 2 年。同时,HBO 与 DMSO 联用治疗 IC 时,能增加治疗效果。

2.脂质体(LP)　LP 是一种黏膜保护剂,其可以吸收到细胞表面,从而促进创面愈合。动物实验证明,LP 可以降低由氯化钾或醋酸引起的膀胱敏感性增高。与口服 PPS 相比,膀胱内灌注 LP 可显著改善患者的疼痛、尿频、尿急及夜尿症状。未来还需进行更多的随机大样本研究,以充分评估 IP 治疗 IC 的治疗效果。

综上所述,IC 患者的治疗应高度个体化,采用多学科联合治疗的手段,从无创、微创到有创进行逐步治疗。2011 年 AUA 提出了 IC 治疗的五条基本原则:

①先保守治疗,后有创治疗;②初始治疗的选择取决于患者症状的严重程度;③尽可能采取联合治疗以到达最佳疗效;④一旦未达到预期疗效,应及时进行诊断的再评估;⑤疼痛控制应贯彻于治疗的始终,以提高患者的生活质量。

第六章　血管性疾病疼痛

第一节　偏头痛

偏头痛是一种家族性,反复发作的搏动性头痛,男性患病率为 4%～6%,女性 13%～17%。其病因与遗传、内分泌与代谢、情绪、饥饿、睡眠障碍、精神刺激等有关。发病机制尚未完全明确,有血管学说、皮质扩散抑制学说、5-羟色胺学说、神经学说和目前的神经血管学说。

一、临床表现

国际头痛协会分类,主要临床类型及临床表现如下。

1.有先兆的偏头痛(典型偏头痛)

(1)前驱期:精神症状,如抑郁、欣快、不安和倦睡等;神经症状,如畏光、畏声、嗅觉过敏等,以及厌食、腹泻、口渴等,出现在发作前数小时至数日,有前驱症状者约占 60%。

(2)先兆期:视觉先兆,如闪光、暗点、视野缺损、视物变形和物体颜色改变等;躯体感觉性先兆,如一侧肢体和(或)面部麻木、感觉异常等;运动障碍性先兆较少。先兆症状可持续数分钟至 1 小时。

(3)头痛期:多为一侧眶后或额颞部搏动性头痛或钻痛,可扩展至一侧头部或全头部。头痛持续 4～72h,儿童持续 2～8h;常伴有恶心、呕吐、畏光、畏声、颞动静脉突出等症状。头痛可因活动或摇动头颈部而加重,睡眠后减轻。

(4)头痛后期:头痛消退后常有疲劳、倦怠、烦躁、注意力不集中、不愉快感等症状。

2.无先兆的偏头痛(普通型偏头痛)　约占偏头痛病人的 80%。前驱症状不明显,先兆可表现短暂而轻微的视物模糊。头痛多呈搏动性,发病时为一侧,也可波及对侧或双侧交替发作。

3.特殊类型的偏头痛

(1)眼肌麻痹型偏头痛:多有无先兆性偏头痛病史,反复发作后出现头痛侧脑神经麻痹,动眼神经最常受累。部分病例同时累及滑车神经和外展神经,出现眼球运动障碍,可持续数小时至数周。多次发作后瘫痪可持久不愈。

(2)偏瘫型偏头痛:多在儿童期发病,成年期停止。偏瘫可为偏头痛的先兆症状,可伴有偏侧麻木、失语,亦可单独发生,偏头痛消退后偏瘫可持续10min至数周。可分两型:家族型多呈常染色体显性遗传,基因定位于19号染色体;散发型可表现为典型、普通型和偏瘫型偏头痛的交替发作。

(3)基底型偏头痛:又称基底动脉型偏头痛。儿童和青春期女性发病较多;先兆症状多为视觉症状如闪光、暗点、视物模糊、黑矇、视野缺损等,脑干症状如眩晕、复视、眼球震颤、耳鸣、构音障碍、双侧肢体麻木及无力、共济失调等,亦可出现意识模糊和跌倒发作。先兆症状多持续20~30min,然后出现枕颈部疼痛,常伴有恶心和呕吐。

(4)晚发型偏头痛:45岁以后发病,出现反复发作的偏瘫、麻木、失语或构音障碍等,每次的神经缺失症状基本相同,持续1min至72h,并伴有头痛发作。

(5)儿童偏头痛:见于儿童,反复发作的眩晕、恶心、呕吐、腹痛、腹泻,周期性呕吐,肢体和(或)关节疼痛,情绪不稳、梦样状态等。可无头痛或与头痛发作交替出现。也可呈发作性眩晕,阵发性失平衡,随后出现头痛。

(6)偏头痛与脑梗死:Fisher已证实某些老年人发生的脑梗死起源于偏头痛。

二、辅助检查

1.颅多普勒超声检查(TCD) 在偏头痛发作期有颅内动脉扩张,血流速度变慢;缓解期正常。

2.头颅CT和(或)MRI 如无结构性异常,所见应正常。

三、诊断

主要根据临床表现。国际头痛协会制订的诊断标准如下。

1.无先兆偏头痛

(1)曾用名:普通型偏头痛,单纯型偏头痛。

(2)表现:表现为自发的复发性头痛发作,持续4~72h。头痛的典型特征是局限于单侧的搏动性头痛,程度为中度或重度,可因日常躯体活动而加重,伴恶心、怕声和畏光。

（3）诊断标准

①至少有 5 次发作符合②～④项标准。

②头痛发作持续时间 4～72h（未经治疗或治疗无效者）。

③头痛至少具有下列特点中的两项：局限于单侧；搏动性质；程度为中度或重度（日常活动受限或停止）；因上楼梯或其他类似的日常躯体活动而加重。

④头痛期至少具有下列表现中的一项：恶心和（或）呕吐；畏光和怕声。

⑤至少具有下列中的一项：病史、体检和神经系统检查不提示症状性头痛；病史和（或）体检和（或）神经系统检查提示症状性头痛，但可被适当的检查排除；有症状性头痛的表现，但偏头痛首次发作与症状性头痛在时间上无明确关系。

2.有先兆偏头痛　自发性的复发性头痛，表现为可明确定位于大脑皮质或脑干的神经系统症状，通常经 5～20min 逐渐发生，持续时间通常少于 60min。头痛、恶心和（或）畏光在神经系统先兆症状之后接着发生，也可有下列 1h 无症状间歇期。头痛常持续 4～72h，但也可完全不出现头痛。

（1）曾用名：典型偏头痛，经典型偏头痛，复杂型偏头痛。

（2）诊断标准

①至少有两次符合第②项发作情况。

②至少具有下列 4 项特点中的 3 项：有 1 种或多种完全可逆的先兆症状，表现为局灶性大脑皮质和（或）脑干功能障碍；至少有 1 种先兆症状逐渐发生，持续时间超过 4min，或者有 2 种以上先兆症状连续发生；先兆症状持续时间不超过 60min，如果先兆症状超过 1 种，症状持续时间则相应增加；头痛发生在先兆之后，间隔时间少于 60min（头痛可以在先兆之前或与先兆症状同时发生）。

③至少具有下列各项中的一项：病史、体检和神经检查不提示症状性头痛；病史和（或）体检和（或）神经系统检查提示症状性头痛，但可被适当的检查排除；有症状性头痛的表现，但偏头痛首次发作与症状性头痛在时间上无明确关系。

四、鉴别诊断

1.非偏头痛性血管性头痛　高血压或低血压、颅内动脉瘤或动静脉畸形、脑动脉硬化症、慢性硬膜下血肿等均可出现类似偏头痛样头痛，常无典型偏头痛发作过程，部分病例有局限性神经功能缺失、癫痫发作或认知功能障碍，颅脑 CT、MRI、MRA 及 DSA 检查可显示病变。

2.丛集性头痛　是一种少见的伴有一侧眼眶周围严重疼痛的发作性头痛，具有反复密集发作的特点。病因及发病机制不明，可能与下丘脑功能障碍有关。

20～50岁多见,男性患者居多。在某一段时间内出现一次接一次的成串的发作,常在每年春季和(或)秋季发作;每次持续 30～180min,每日可发作一至数次。头痛为眼眶周围剧烈的钻痛,疼痛难忍;并常有结膜充血、流泪、流涕、面部出汗异常、眼睑水肿和 Homner 征等伴发症状。舒马普坦和麦角胺咖啡因等治疗有效。头痛发作时肾上腺皮质激素有效,可用泼尼松 20～40mg/d,或与麦角胺并用。

3.痛性眼肌麻痹　又称 Tolosa-Hunt 综合征,是一种伴有头痛和眼肌麻痹的特发性眼眶和海绵窦炎性疾病。病因为海绵窦段颈内动脉及其附近硬脑膜的非特异性炎症或肉芽肿,以壮年多见。头痛发作常表现为眼球后及眶周的顽固性胀痛、刺痛和撕裂样疼痛,伴有恶心和呕吐,头痛数天后出现疼痛侧动眼、滑车或外展神经麻痹,病变多为单侧,表现为上睑下垂、眼球运动障碍和瞳孔光反射消失,持续数日至数周后缓解,数月至数年后又复发。皮质类固醇治疗有效。

4.颈动脉痛　常为一侧面部、颈部、下颌或眶周的搏动性、刀割样疼痛,亦可为钝痛;颈部活动、吞咽、咀嚼或咳嗽等可诱发或加重,颈部常有触痛。每次发作可持续数日至数周,慢性病例可持续数周至数年。颈动脉壁间动脉瘤、颈动脉炎或动脉粥样硬。

5.紧张性头痛　常为双侧枕颈,颞部或额部显著,表现为胀感,紧缩或压迫感,约 1/3 伴有明显抑郁、慢性焦虑症状。

6.颞动脉炎　见于 50～60 岁以上老年人,头痛位于受累颞动脉同侧,头痛呈持续性,夜间严重,颞浅动脉变厚,搏动消失并有触痛。常有血沉增快,中性粒细胞增多,部分可出现全身肌痛。皮质类固醇治疗有效。

7.良性颅内压增高性头痛　表现为枕部压迫感,躺下头痛加重,全天发作,有慢性进行性步态改变;智力功能障碍和括约肌失禁三联症。头痛诊断的思维模式如下。

(1)排除全身性疾病引起的头痛,如心血管系统疾病、急性感染性疾病、血液病、内分泌代谢病、变态反应、中毒等。

(2)排除五官疾病引起的头痛,如青光眼、中耳炎、鼻窦炎、智齿冠周炎等。

(3)排除颅内器质性病变引起的头痛,如颅内感染、脑瘤、蛛网膜下腔出血等。

(4)鉴别各种类型的头痛,主要为偏头痛、紧张性头痛、丛集性头痛等。

五、治疗

分为急性期治疗和预防性治疗。

1.急性期治疗　镇痛药与止吐药同时应用对偏头痛有一定效果,治疗时间应在神经先兆期。

(1)轻-中度头痛:①阿司匹林,每次0.6～1.0g,抑制前列腺素及血栓素合成,有抗炎、镇痛作用。②萘普生,每次0.5～0.75g;布洛芬,每次0.6～1.2g。

(2)中-重度头痛:酒石酸二氢麦角胺,0.25～1.0mg肌内注射;麦角胺0.6～1.0mg口服;舒马普坦25～50mg口服。

(3)严重头痛:酒石酸二氢麦角胺,1.0mg肌内注射;可待因15～60mg口服;氯丙嗪10mg静脉注射;舒马普坦6mg皮下注射。

偏头痛发作时胃肠蠕动减退,多出现频繁的恶心、呕吐,服用镇痛药时应加用止吐药物,如灭吐灵。灭吐灵可抑制催吐化学敏感区,胃运动功能亢进、提高食物和药物通过率、调整胃功能,肌注10～20mg,15min至1h起效。多潘立酮为多巴胺受体拮抗药,能促进胃排空,增强胃窦和十二指肠运动,增强食管蠕动和增加食管下端括约肌的压力。对血脑屏障渗透差,不易产生精神及神经系统症状,10～20mg,口服,每日3次。

2.预防性治疗 药物预防的适应证:①发作频度>3～4次/月;②疼痛程度严重,影响日常工作与学习。药物仅能减少发作频率和(或)减轻疼痛程度,不能根治。

(1)β肾上腺素能阻滞药:国内常用普萘洛尔,有效率约50%。有心动过缓、失眠、眩晕、支气管痉挛等不良反应,哮喘病人禁用。也可用纳多洛尔、噻吗洛尔等药物。选择性β肾上腺素能阻滞药如阿替洛尔、美托洛尔等效果更理想。

(2)钙拮抗药:对偏头痛频繁发作而又有先兆者更适合,如尼莫地平、氟桂利嗪等。国内缺乏治疗偏头痛的临床报道,所以疗效和疗程不确定。

(3)苯噻啶:为5-羟色胺受体拮抗药,也可拮抗5-HT$_1$受体,使脑血管收缩。疗效肯定,但服药后第1～2周嗜睡明显,长期服药使体重增加,故病人不愿常服。

(4)癫痫药:如苯妥英钠和丙戊酸钠,国外报道对预防偏头痛有效,但国内很少用。苯妥英钠的不良反应有齿龈增生、白细胞增多、多毛、共济失调等。丙戊酸钠则可引起肝功能损害。

(5)抗抑郁药:如单胺氧化酶抑制药(MAOI)苯乙肼、三环类的多虑平、阿米替林等,对发作频繁的偏头痛合并紧张性头痛者有效,但国内很少用抗抑郁药预防偏头痛发作。

(6)泼尼松:对某些难治性病人有效,特别是预防经期偏头痛。

药物预防注意事项:①连续服用3个月以上才能判断预防效果。②服用预防药物9～12个月后停药观察,偏头痛可自行发作次数减少。

第二节　周围动脉性与微血管障碍性疼痛病

周围动脉性疾病(PAD)包括主动脉和肢体供血动脉的狭窄或阻塞性疾病。这些病变主要与动脉粥样硬化有关,炎症性、遗传性发育不良和创伤性周围动脉疾病占所有 PAD 病例的 5%～10%。而动脉粥样硬化是中老年人最常见的疾病,西方国家发病率极高。患有糖尿病,高血压和高血脂者罹患外周动脉疾病的风险增加。据美国心脏协会报道,2008 年美国人群中有 800 万人患有周围动脉疾病。其中,60 岁以下人群患病率为 3%、70 岁以上则高达 15%～20%。在我国,随着人民生活水平的提高、饮食结构的改变,近年来周围动脉疾病发病率也显著上升,约 20%的老年人患有有症状或无症状的周围动脉疾病,非侵袭性检查手段显示无症状的 PAD 发病率比有症状者高 3 倍。有症状的 PAD 患者占 55～74 岁年龄段人群的 4.5%,大约 20%老年人患有 PAD。PAD 患者 5 年累计病死率介于 5%～7%,男性 PAD 患者预期寿命短 10 年。有症状的动脉硬化对上肢和手的血供影响较下肢少。动脉性疼痛疾病主要有动脉硬化闭塞症、急性动脉栓塞或微动脉炎、Takayas 动脉炎、大动脉炎、血栓闭塞性脉管炎、原发性系统性血管炎、微动脉功能不全(如雷诺病)、红斑性肢痛症等。

动脉硬化相关的周围动脉疾病的发生与性别(男性)、年龄、糖尿病、吸烟、高血压、高胆固醇血症、高纤维蛋白原血症和高半胱氨酸血症呈正相关。其中,吸烟是最重要的单一高危因素。吸烟者发生周围动脉疾病的几率较非吸烟者高 3 倍,而多个危险因素并存会增加周围动脉疾病的发病率。还有研究发现,血液中维生素 D 含量呈低水平的人患周围动脉疾病的风险较高,由此推测维生素 D 可能具有预防因脂肪堆积致四肢动脉性疾病的发生。末梢血管功能性疾病包括雷诺综合征、手足发绀症、网状青斑及红斑性肢痛症等。雷诺综合征多见于女性,男女发病比例约 1:10,发病年龄在 20～30 岁之间,极少超过 40 岁,大多数见于寒冷地区,好发于寒冷季节。手足发绀症发病年龄多在 20 岁左右,以青年女性为多见,很少见于男性。至中年后症状趋于缓解,亦有持续存在者。精神异常患者中发病率较高。红斑性肢痛症分为原发性和继发性,以原发性较多见,约占 60%左右。

一、下肢动脉硬化闭塞症(PAD)

动脉硬化闭塞症的主要病因是动脉粥样硬化。饮食结构改变、生活水平提高以及人口老龄化等众多因素使得动脉硬化闭塞症的患病人数逐年上升,在过去 70

年里,我国的发病率已从 3%～10% 增加到了 15%～20%,由此引起的大范围截肢率大约为 120～500/百万人/年。动脉硬化闭塞症发病率随年龄增长而增加,70 岁以上人群的发病率在 15%～20%,男性略高于女性。在下肢动脉硬化闭塞症患者中有症状者与无症状者的比例约为 1∶3。

下肢动脉硬化闭塞症的主要病因是动脉粥样硬化,而吸烟和下肢动脉硬化闭塞症的发生明显相关,疾病的严重程度和吸烟量成正比。糖尿病使本病发生率增加 2～4 倍。高血压是下肢动脉硬化闭塞症的主要危险因素之一,收缩期血压相关性更高,但相对危险度弱于吸烟和糖尿病。高脂血症使下肢动脉硬化闭塞症的患病率增高,出现间歇性跛行的危险增加。相对于普通人群,动脉硬化闭塞症患者中合并高同型半胱氨酸的几率明显增高。有研究表明,慢性肾功能不全与动脉硬化闭塞症相关。对于绝经后女性,慢性肾功能不全是动脉硬化闭塞症的独立危险预测因素。动脉粥样硬化是涉及多种炎性细胞和因子的慢性炎性反应。与同龄无症状人群相比,炎性指标(如 C 反应蛋白)增高的人群 5 年后发展为下肢动脉硬化闭塞症的几率明显增高。抵抗素是人冠状动脉粥样硬化的一个独立预测因素,可能是下肢动脉硬化闭塞症的一个独立危险因素。发病机制主要包括以下几种学说:损伤及平滑肌细胞增殖学说;脂质浸润学说;血流动力学学说;遗传学说。下肢动脉硬化闭塞症下肢缺血性疼痛引起间歇性跛行,病情进展缺血加重血管闭塞引起静息痛,甚至坏疽。

二、血栓闭塞性脉管炎

血栓闭塞性脉管炎在全球范围内均有发病,但在不同地区存在明显的差异,亚洲地区的发病率明显高于欧美。我国各地均有此病病例,但以北方更多见,可能与气候寒冷有关。长期吸烟的青壮年男性(45 岁以下)是本病的高发人群。在患有外周动脉疾病的患者中,血栓闭塞性脉管炎患者占比如下:西欧为 0.5%～5.6%,韩国和日本为 16%～66%,印度达 45%～63%,而在以色列德裔血统犹太人更高达 80%。男性发病率大大高于女性。另有报道,女性血栓闭塞性脉管炎患病率已从 11% 增加至 23%。虽然 TAO 患者 5 年截肢率为 20%～30%,但预期寿命与正常人群类似。

血栓闭塞性脉管炎的发病是由于小动脉痉挛和血栓形成造成血管闭塞、局部缺血所致,一般认为与内、外因素有关。前者包括性激素、前列腺素失调及自身免疫功能异常,而后者则主要与吸烟、寒冷、潮湿、慢性损伤及感染等有关。血栓闭塞性脉管炎通常发生于中小动静脉,为节段性炎性改变,呈慢性周期性进展,中后期引起肢体缺血、营养障碍导致疼痛及坏疽。

三、雷诺综合征

雷诺综合征在临床上较常见,尤其多见于年轻女性。此病大多见于寒冷地区,好发于寒冷季节,我国人群中发病率约为 3.3%~22%。不同国家报道雷诺综合征的发病率从低于 1%(男性)到高达 20%(女性)不等,统计数据的巨大差异取决于对雷诺综合征的定义及选择统计人口的不同。

特发性雷诺综合征的病因目前仍不十分清楚,一般认为由多种局部或全身性疾病引发,如寒冷刺激、神经兴奋、职业因素(气锤操作工等长期从事振动性工作)、内分泌紊乱、遗传、疲劳、感染等。而继发性雷诺综合征则常伴有全身性硬皮病、SLE、RA、皮肌炎或多发性肌炎等,创伤与某些药物(长春新碱、巴比妥酸)也可诱发。发病机制主要因手、足指(趾)动脉痉挛、闭塞引起管腔狭窄、灌注压降低、血液黏稠度增加导致缺血继而出现疼痛。近年来随着免疫学的进展,发现绝大多数雷诺综合征的患者有多种血清免疫方面的异常,患者血清中可能有抗原-抗体免疫复合体存在,通过化学传递质或直接作用于交感神经终板,导致血管痉挛,在给患者使用交感神经阻滞药物后雷诺症状可完全缓解。

四、糖尿病性周围血管病变

糖尿病并发周围血管病变主要指下肢为主的外周大、中、小动脉粥样硬化、管腔狭窄、闭塞以及肢体末梢微循环障碍所引起的肢体缺血,是糖尿病重要的并发症之一,其发病率、致残率都很高。糖尿病患者并发周围血管病的发病率是非糖尿病者的 20 倍。有报道,在我国的糖尿病患者有 25% 合并有周围血管病变,50 岁以上的糖尿病患者下肢血管病变的患病率已高达 19.5%,40 岁以上 2 型糖尿病患者、病程超过 5 年并发周围血管病变则是导致患者高位截肢致残的首要原因。糖尿病下肢血管病变不仅导致患者糖尿病足甚至截肢,更会增加患者发生心血管事件的风险和病死率。糖尿病确诊 1 年后,心血管事件的发生率可高达 21.1%。

糖尿病患者并发周围血管病变的危险因素涉及多个方面,包括年龄、糖尿病病程、吸烟、高血压、血糖控制不佳、血脂代谢紊乱、炎症反应等。英国一项前瞻性研究证实,糖化血红蛋白每增加 1%,下肢血管病变的危险性增加 28%。糖尿病并发周围血管病变的确切机制并不明确,但有一点是共同的,即各类危险因素都对血管内皮功能造成损伤,表现为动脉粥样硬化,组织缺血、缺氧,通常还伴有周围神经病变,从而引起肢体疼痛、感染甚至坏疽等。

五、红斑性肢痛症

在挪威的一项研究，估计该国红斑性肢痛症发病率为 2/100000，而美国以普通人群为基础的研究显示，美国红斑性肢痛症的年发病率为 1.3/100000；瑞典则是以全国人口为基数报道此病的年发病率约为 0.36/100000。在我国，自 1945 年第一例红斑性肢痛症病例至今已累计报道了约 80000 例患者。

红斑性肢痛症分为原发性与继发性，病因与发病机制尚不明确，可能与寒冷导致肢端毛细血管舒缩功能障碍有关。由于肢端小动脉扩张，血液流量显著增加，局部充血，血管内张力增高，压迫或刺激动脉及邻近神经末梢而产生剧烈疼痛。而继发性红斑性肢痛症大多继发于某些血液系统或自身免疫性疾病。此病常因气温骤降受寒或长途行军等诱发，但也有药物引发红斑性肢痛的报告。硫丙麦角林，溴隐亭及硝苯地平等均报道药物引发红斑性肢痛，停药后症状体征即消失的病例。虽然此病的发病机制目前尚不明确，尤其是常见于小孩的原发性肢端红痛症。但存在多种学说：Mufson 提出"皮肤毛细血管内压力上升学说"、Serotonin"代谢障碍学说"、Prostaglandin"代谢学说"以及 Ratt 等人推测的"动静脉分流开放之假说"。尽管本症的致病机制可能各异，但似乎与免疫系统无关而与遗传因素有关。内皮细胞因不明原因肿胀致血管内腔狭窄，产生血小板凝聚及血液泥化等现象，神经递质释放进而刺激痛觉感受器，使动静脉分流开放；此外，后毛细血管张力下降也使得静脉系统分流量增加，从而引起局部血流量增加、导致肢体皮肤发红与特有的灼热痛。

六、腘动脉挤压综合征

腘动脉挤压综合征在临床上较为少见，发病存在一定的性别与年龄差异，据报道，青年（占 50％）、男性（占 80％）多见，50 岁以上患者仅占 6％左右。

腘动脉挤压综合征的病因与发病机制主要是腘动脉与周围肌肉、肌腱或纤维组织先天性发育异常，导致腘动脉受压从而引起相应的临床症状，患者于跑步或剧烈运动后发病，并有进行性加重的间歇性跛行。初期因腘动脉受肌肉压迫与股骨反复摩擦致动脉壁损伤、局部动脉粥样硬化及血栓形成。此后，病变的蔓延可引起腘动脉管腔狭窄、血流动力学改变，而继发性湍流则使狭窄段远侧的动脉扩张，形成动脉瘤。动脉瘤内血栓形成和病变血管闭塞均可引发下肢急性缺血及剧烈疼痛。约 7％的患者伴有腘静脉或胫神经受压表现。而功能性腘动脉挤压综合征常好发于运动员，可能与腓肠肌、腘肌、跖肌或半膜肌等肥厚导致血管受压有关。

七、手足发绀症

手足发绀症是一种血管痉挛性疾病，手足皮肤呈持续性、对称性、均匀的发绀，常伴有局部皮肤温度降低、皮肤划痕症或手足多汗等自主神经功能紊乱现象。多见于 20 岁左右青年女性，很少见于男性。病因不明，至中年后症状趋于缓解，故推测与内分泌功能失调有关。其病理改变是肢端小动脉持续性痉挛及毛细血管和静脉曲张。寒冷及肢体下垂可使症状加重，按摩双手足可使发绀色减轻，情绪激动与精神紧张并非本病诱因。

八、网状青斑症

网状青斑症是一种功能性皮肤血管痉挛病，临床特点为肢体或躯干皮肤出现持续、对称的网状或斑片状青紫和（或）疼痛。本病多见于儿童及中青年女性，具有慢性、复发性、季节性（冬重夏轻）及遇热减轻等特点。

网状青斑症分为原发性和继发性，原发性又可分为间歇性与持续性网状青斑两类，前者多见于婴幼儿。原发性网状青斑症病因不明，常见于受到寒冷刺激时。继发性网状青斑症则继发于多种疾病，常见的有自身免疫性风湿性疾病（RA、SLE、颞动脉炎）；血液黏滞性增高疾病（真性红细胞增多症、血小板增多症、冷凝激素血症）；动脉硬化性疾病；静脉回流障碍性疾病、浅静脉炎、皮肤血管炎以及烧伤、辐射热损伤、先天性毛细血管扩张症等。发病机制系因各种原因导致皮肤局部末梢血管-神经功能紊乱，细小动脉痉挛、细小静脉扩张，血流缓慢、淤滞，从而在皮肤表面出现沿静脉走行的局限性的紫蓝色网状青斑。

九、大动脉炎与白塞综合征

大动脉炎是指主动脉及其主要分支和肺动脉的慢性非特异性炎性疾病。多发于年轻女性，30 岁以前发病约占 90％，40 岁以后较少见。国外资料显示大动脉炎患病率约为 2.6/百万人。大动脉炎的病因迄今尚不明确，可能与感染引起的免疫损伤等因素有关，导致头臂血管、肾动脉、胸腹主动脉等出现慢性非特异性炎性病变，并可引起动脉狭窄、闭塞。常呈多发性，因病变部位不同而临床表现各异。

白塞综合征是一种全身性免疫系统疾病，属于血管炎的一种。我国白塞综合征发病率约为万分之一，可见于各类人群，中青年更多见。病因尚不清楚，可能与遗传、感染、生活环境有关。发病机制为多种原因导致患者免疫系统功能紊乱，嗜中性粒细胞功能亢进、内皮细胞损伤、血栓形成，同时自身器官组织产生免疫反应性炎症。白塞病可侵害人体多个器官、系统，包括口腔、眼、皮肤、关节、心血管及消化道等，临床表现多样。累及心血管是患者死亡的主要原因之一，约占白塞病的7％～29％。白塞综合征血栓性静脉炎发生率高达46.1％，动脉病变占8.7％，腹主动脉瘤占动脉病变发生率的28％，而主动脉弓部瘤和升主动脉瘤则较少见。

十、变应性皮肤血管炎

变应性皮肤血管炎是一种以皮肤损害表现为主的白细胞碎裂性血管炎，也称为皮肤小血管血管炎、过敏性血管炎、结节性坏死性皮炎等。多发于青年女性。系多种原因引起的真皮毛细血管及小血管病变，严重者累及内脏血管。除爆发型及严重内脏损害外，一般预后良好，可于数周内恢复。

变应性皮肤血管炎病因不明，一般认为主要与某些外源性或内源性抗原性物质有关，包括：①细菌感染：如溶血性链球菌等；②病毒感染：如流感病毒等；③异性蛋白吸收；④药物：如磺胺、碘、青霉素、氯噻嗪类等；⑤化学品：如杀虫剂、除草剂及石油产品；⑥恶性肿瘤和自身免疫性疾病。发病机制系多种因素产生的免疫复合物引起皮肤毛细血管及小血管坏死。在发病过程中，补体系统、纤维蛋白溶解系统及血小板凝集同样起着重要作用。

第三节　周围静脉性疼痛疾病

周围静脉性疼痛疾病分为倒流性与血栓栓塞性静脉疾病。前者因瓣膜功能不全，静脉血液倒流而引发，如下肢静脉曲张、下肢深静脉瓣膜功能不全等。后者则因静脉血栓形成，静脉回流受阻而引发，如下肢深静脉血栓形成、血栓性浅静脉炎、腔静脉阻塞综合征等。

一、下肢深静脉血栓形成（DVT）

下肢深静脉血栓形成指血液在深静脉血管内的不正常凝结，是临床常见病、多发病。据S Rathbun等统计，美国每年新增DVT患者超过60万人，其中由下肢深静脉血栓形成所致的死亡患者总数接近10万人。我国DVT的发病率目前尚无确切的统计数据，但随着国人生活水平的提高、人均寿命的延长，患病率及确诊率近年来也呈逐年递增的趋势。

下肢深静脉血栓形成的病因与发病机制及高危因素由经典的Virchow理论奠定，该理论认为，静脉壁损伤、静脉血流滞缓、血液高凝状态是其三大病理基础。

DVT常见的高危因素包括：

1.原发性危险因素　①年龄：DVT发生率随年龄的增长而升高,60岁后发病率急剧增加；②性别：女性激素增加了DVT发生风险；③血型：血栓形成的危险性以B型血者较高,0型血者最低；④地域及民族差异：可能与遗传因素有关,特别是与凝血因子V Leiden变异有关；⑤季节性：DVT的好发季节为6~8月份,该季节气候炎热,汗液蒸发致血液浓缩、黏稠度增加；⑥解剖因素：急性髂静脉血栓常见于左下肢,其原因与左髂静脉受髂动脉压迫致狭窄有关,即Cockett综合征；⑦遗传因素：抗凝血酶Ⅲ、蛋白C和蛋白S缺乏；活化蛋白C抵抗现象；高半胱氨酸血症；纤维蛋白原异常；凝血因子V Leiden变异等在DVT的发生中所扮演的角色备受关注。

2.获得性危险因素　①手术与创伤：术后DVT发生率与手术时间及手术类型相关。严重的创伤造成组织破坏和血管壁损伤；创伤、失血、缺氧作为应激原激活凝血系统、致凝血与纤溶系统失衡；创伤后的制动及血容量相对不足使血流减慢；②肢体制动、瘫痪及麻痹：制动包括病理状态或正常情况下的被动制动两种情况,前者如骨折、严重创伤后的绝对卧床休息；后者如"经济舱综合征"；③静脉内留置导管：静脉导管置入后对静脉造成的损伤、局部淤血、导管周围血栓形成等,最终引起置管静脉阻塞。尤其是中心静脉插管及安置起搏器。此外,导管口径、穿刺次数、导管放置时间和经导管注药成分等因素与DVT的发病风险也相关；④恶性肿瘤：肿瘤患者体内的一些凝血物质的激活释放；肿瘤组织的机械性压迫使静脉阻塞；机体对肿瘤急性期产生的应急反应；肿瘤化疗药物引起的细胞毒性及高凝状态等均是导致DVT的危险因素。⑤内科疾病：急性心肌梗死与心内除颤、脑卒中及肢体偏瘫、慢阻肺及严重肺部感染、炎症性肠病、系统性红斑狼疮、激素替代疗法、肥胖、糖尿病、高血压、高脂血症等；⑥下肢感染及局部病变：下肢的感染(细菌或真菌等)及局部病变(如烧伤、冻伤、淋巴管炎等)均可影响下肢静脉回流,从而增加患者发生DVT的风险。⑦血管相关性疾病：如腹主动脉瘤、血栓闭塞性脉管炎、血栓性浅静脉炎、下肢静脉曲张等与下肢深静脉血栓形成的相关性被越来越多的流行病学资料所证实。⑧DVT既往史：曾发生DVT的同一静脉或邻近静脉,因纤溶系统受损造成纤维蛋白沉积物是血栓再发的危险因素。

二、下肢浅静脉曲张

下肢浅静脉曲张是一种常见的静脉系统性疼痛疾病,发病率约为20%~30%,女性稍多于男性。双下肢发病的患者占总病例数的40%左右,可同时或先后发病。绝大多数患者为大隐静脉曲张,少数为小隐静脉曲张或大小隐静脉曲张。长时间站立是引起下肢静脉曲张的重要诱因,其发病率较正常人高60%。

单纯性浅静脉曲张病因与发病机制常与遗传因素相关,主要包括三方面:先天性静脉壁或瓣膜的薄弱和缺陷;静脉瓣膜关闭不全、血液逆流进而破坏远端静脉瓣膜;浅静脉内压力升高。正常大隐静脉管壁厚度一致,主要由血管平滑肌细胞(VSMC)、血管内皮细胞(EC)和细胞外基质(ECM)组成,三者共同维持血管壁的功能。而静脉瓣膜结构和功能的病变则是下肢静脉曲张的主要病理环节之一。浅静脉压力升高,肥大细胞白细胞因子级联效应导致细胞浸润,基因与细胞凋亡,性激素变化参与静脉曲张病理生理变化过程,静脉管壁三种成分均发生了不同程度的病理改变导致静脉曲张。长时间站立是引起下肢静脉曲张的重要因素;妊娠妇女膨大的子宫会压迫髂静脉,阻碍下肢血液回流,引起下肢静脉曲张;引起腹压增高的疾病,如盆腔肿瘤、便秘等也是下肢静脉曲张发病原因。继发性下肢浅静脉曲张的病因则多种多样,大多继发于深静脉瓣膜功能不全,在下肢深静脉近端血液重力增强时,首先会造成下肢浅静脉的曲张,然后持续发展进一步破坏深静脉的瓣膜、深静脉淤血,最终导致下肢深、浅静脉及交通支静脉系统的瓣膜功能不全。

三、血栓性浅静脉炎

血栓性浅静脉炎是临床常见病、多发病,男女均可发病,青壮年多见。MilioG等报道血栓性浅静脉炎的发病率约为3%～11%。

肢体血栓性浅静脉炎病因与发病机制包括:①血管壁损伤:机械性、化学性、感染性损伤,如反复静脉穿刺、留置导管或输注刺激性、高渗溶液(高渗葡萄糖、链霉素、有机碘等),刺激了浅静脉内膜,造成静脉壁损伤、炎症反应并迅速引发血栓;②血流缓慢淤滞:肢体活动减少或活动受限,下肢静脉曲张管壁严重变形以及长期卧床肌力降低使血管受压等;③血液高凝状态:手术外伤、肿瘤等;④血管壁弹性降低:高龄、肥胖、吸烟等。因胸腹壁血栓性浅静脉炎多发于肥胖而又缺乏劳动锻炼的妇女,曾一度将病因归咎于口服避孕药,但并无充分证据。鉴于上肢骤然用力常诱发本病,故认为发病与前胸壁与上腹壁受应力时静脉牵拉损伤有关。血栓性浅静脉炎患者静脉内膜损伤,血栓形成并引发血管壁炎症反应都导致了疼痛的发生。

四、髂静脉压迫综合征

髂静脉受压好发于青中年女性,有18%～49%的患者表现为左下肢深静脉血栓。Kibbe等通过腹部CT扫描研究髂静脉受压无症状人群中左侧髂总静脉受压程度,发现66%的人左侧髂总静脉有超过25%的狭窄,24%的人有超过50%的狭窄,而静脉狭窄直径减少25%就意味静脉横断面积减少50%,故认为这一解剖变异是深静脉血栓的主要诱因。而慢性下肢静脉功能不全患者中也有2%～5%的人存在髂静脉受压的情况。

髂静脉压迫主要病因是由于解剖因素所致。左髂总静脉后是腰骶椎、前为右髂总动脉,髂静脉受此解剖结构的前后机械性压迫,加之动脉搏动对静脉管壁的影响,导致静脉壁慢性损伤、粘连、管腔狭窄,继而出现血液回流障碍、左下肢静脉瓣功能不全、浅静脉曲张甚至引发髂-股静脉血栓形成。临床表现为下肢肿胀、疼痛、静脉曲张、皮肤色素沉着等症状。目前尚不清楚左侧髂总静脉和右髂总动脉的正常解剖关系是如何遭受破坏的。

五、巴德-吉(基)亚利综合征

巴德-吉(基)亚利综合征是由各种原因所致肝静脉和其开口以上段下腔静脉阻塞性病变引起的一种肝后门脉高压症。本病多发于青年男性,男女之比约为2:1,以20～40岁多发。从全球范围看,该病多见于中国以及印度、尼泊尔和南非等相对贫穷的国家。在国内则多见于黄河中下游和淮河流域,如山东、河南、安徽北部、河北及江苏徐州附近,其余省份仅有少量散发病例。发病存在明显地区差异的原因目前尚不清楚。

巴德-吉(基)亚利综合征的病因多种,主要包括:先天性大血管畸形;血管壁病变;血液高凝、高粘状态;腔内非血栓性阻塞;毒素;外源性压迫;横膈因素等。尽管欧美国家也有少量患者,但东方人种似乎因为更常见的血液高凝状态或更大量的口服避孕药物致发病率更高。鉴于该病多见于贫穷地区的农民、城市居民极少发病,而印度学者也曾在病变部位发现虫卵,故认为本病亦可能与感染有关。此外,多数学者认为隔膜型巴德-吉(基)亚利综合征为先天性原因所致,可至今尚未发现隔膜的成因。

第四节 血管瘤与淋巴管性疼痛疾病

(1)血管瘤:也称先天性血管发育不良或异常,是以血管为主构成的,可发生于身体的任何部位,性质不一的一组疾病。80%血管瘤是先天性的,血管瘤属于良性,生长缓慢,很少恶变。体表血管瘤以疼痛为主诉者较多见,其发生率为1%～2%,女性发病率高于男性,一般为3～5:1,好发于头面、四肢等体表部位,也少见于口腔黏膜、肌肉、骨骼,甚至颅内等特殊部位。

(2)血管球瘤属临床少见疾病,可发生在机体任何部位,主要发生于四肢。临床上多见于手指及足趾甲床。常为单发,多发者罕见,多见于20～40岁中青年女性。典型的临床表现为甲部针刺样或烧灼样疼痛,冷敏感,轻微摩擦、压迫、碰撞可引发剧烈疼痛,部分病例疼痛可向手背及前臂背侧放射,瘤体压痛点较局限。透过指(趾)甲较易发现位于甲床上的瘤体,瘤体外观呈结节状,浅蓝色或紫红色;体积较小,直径很少超过1cm。肿瘤大体上与周围组织界限清楚,未见包膜。

(3)骨血管瘤好发部位为脊柱,颅骨和下颌骨次之,肋骨及长管状骨少见。有症状的骨血管瘤一般体积较大,常因局部出现疼痛、肿胀或病理性骨折而发现,局部可触及包块,但无搏动,听诊无血管杂音。多数患者存在不同程度的局部疼痛和肿胀,若发生在关节附近,可有不同程度的功能障碍。多为单发,亦可累及多处骨骼或软组织,称为骨血管瘤病或多发性骨血管瘤。

尸检中,脊椎血管瘤发现率为5～11%,常见于40岁左右,女性多于男性。发生部位以胸椎最多见,约占90%,其次为腰椎、颈椎。病变一般位于椎体,可累及附件,也发生在椎弓及椎体,但少见。约2/3病变为单发,少数多发。

(4)淋巴管性疼痛疾病

淋巴管性疼痛疾病包括丹毒、急性淋巴管炎及淋巴水肿等。其中,丹毒常伴有疼痛,但程度较轻。脚癣、肿瘤、肥胖、足部免疫力下降等为丹毒发生的高危险因素。

参考文献

1.谭冠先.疼痛诊疗学(第3版).北京:人民卫生出版社,2011.

2.司马蕾,樊碧发.疼痛诊疗手册.北京:高等教育出版社,2017.

3.孙永海,陶蔚.疼痛病学诊疗手册·内经病理性疼痛分册.北京:人民卫生出版社,2016.

4.程志祥,林建.疼痛病学诊疗手册·内脏与血管性疼痛病分册.北京:人民卫生出版社,2017.

5.韩济生.疼痛学.北京:北京大学医学出版社,2012.

6.刘延青.实用疼痛学.北京:人民卫生出版社,2013.

7.傅志俭.疼痛诊疗技术.北京:人民卫生出版社,2014.

8.李卫国.临床疼痛学.吉林:吉林科学技术出版社,2013.

9.艾登斌,谢平,许慧.简明疼痛学.北京:人民卫生出版社,2016.

10.樊碧发,刘延青.疼痛科医生手册.北京:人民卫生出版社,2017.

11.段霞光.慢性疼痛防治.北京:科学出版社,2017.

12.冯艺.疼痛分册.北京:北京大学医学出版社,2010.

13.郑拥军,王晓雷,韩奇.疼痛科疾病漫谈.上海:复旦大学出版社,2017.

14.段霞光.慢性疼痛防治.北京:科学出版社,2017.

15.方辛实.疼痛对应疗法.山西:山西科学技术出版社,2017.

16.李德爱.临床疼痛药物治疗学.北京:人民卫生出版社,2015.